J. KLUMPP

Die Technik der Lagerung zur Operation und zum Verband

DIE TECHNIK DER LAGERUNG ZUR OPERATION UND ZUM VERBAND

VON

J. KLUMPP

OPERATIONSSAALPFLEGER DER CHIRURGISCHEN
UNIVERSITÄTSKLINIK FREIBURG I. BR.

MIT 95 ABBILDUNGEN

1953

WALTER DE GRUYTER & CO.

vormals G. J. Göschen'sche Verlagshandlung · J. Guttentag, Verlagsbuchhandlung
Georg Reimer · Karl J. Trübner · Veit & Comp.

BERLIN W 35

Archiv-Nr. 51 68 53 · Printed in Germany
Satz und Druck: Oswald Schmidt GmbH, Leipzig, III/18/65
5000/138/52

INHALT

Die Abb. Nr. 1–6, 10, 42–45, 57, 58, 79–95 wurden aus Katalogen der Firma Magnet, Rastatt, mit Erlaubnis entnommen. Die Abb. Nr. 34, 37 und 37a stellte uns liebenswürdigerweise Herr Prof. Dr. Götze aus Erlangen zur Verfügung

VORWORT

Für die sachgemäße Durchführung des operativen Eingriffs ist richtige Lagerung des Kranken erste Vorbedingung. So unterschiedlich sich diese nach Art der Operation gestalten mag, ihr wichtigstes Ziel bleibt stets, den Zugang zum Operationsgebiet übersichtlich und damit den Weg in das Körperinnere sicher und schonend zu gestalten. Dazu hat die Lagerung den kranken Körperteil dem Operateur entgegenzubringen, Haut und Muskeln in Spannung zu versetzen, denn ebenso wie die Durchtrennung der Haut erfolgt nicht nur die scharfe, sondern auch die stumpfe Durchtrennung der Muskeln weit besser im angespannten als im schlaffen Zustand. Weiterhin wird jegliches Arbeiten des Chirurgen in größerer Körpertiefe durch die sachgemäße Lagerung ungemein erleichtert, wenn nicht überhaupt erst möglich gemacht. Dies bezieht sich auf alle Eingriffe im Bauch- oder Brustraum. Aber auch die Operation an der Körperoberfläche und an Gliedmaßen verlangt in der Lagerung gleiche Sorgfalt und Kunstgerechtigkeit. Bei allem ist von größter Bedeutung, darauf zu achten, daß dem Organismus aus der Lagerung kein Schaden entsteht. So ist für ungehinderte Atmung des Kranken Sorge zu tragen, auch ist starke Kreislaufbelastung bei älteren Kranken, zumal mit schlechten Kreislaufverhältnissen, unbedingt zu vermeiden. Gute Entspannung der Körpermuskulatur erleichtert eine sachgemäße Lagerung, doch muß nur allzuoft bei der Durchführung von Eingriffen bei örtlicher Betäubung auf diese Hilfe verzichtet werden. Hier heißt es, mit besonderem Verständnis und unter Ausnutzung aller Hilfsmomente und Hilfsmöglichkeiten zum geforderten Ziel zu kommen. Jede Gewaltanwendung ist selbstverständlich zu vermeiden. Nach dem allem ist es verständlich, wenn sich im Laufe der Jahre bestimmte Lagerungstypen entwickelt haben. Dieses an allen Kliniken gemeinsam Grundsätzliche wird weiterhin durch die Einheitlichkeit der Operationstische und ihres Zubehörs gefördert. Gewisse Abweichungen entstehen durch die Eigenart des Operateurs wie seiner Operationsmethode. So vielseitig auch das in den einzelnen chirurgischen Schulen verschieden entwickelte Lagerungsmaterial ist, im nachstehenden soll das Vorgehen der Freiburger Klinik geschildert werden. Sie will den jüngeren Kräften, sowohl dem künftigen Arzt als auch den Operationspflegern, mit einer Anleitung an die Hand gehen, um ihnen Erfahrungen und Vorschriften zu übermitteln, wie sie sich aus einer langjährigen Tätigkeit im Operationssaal entwickelt haben. Zum Erlernen dieser Grundsätze der Lagerung ist ein Vertrautsein mit dem menschlichen Körper in seinem Bau sowie mit dem voraussichtlichen Ablauf und Sinn der jeweiligen Operation unbedingt notwendig. Ebenso muß jedem, der sich im Operationssaal bewegt oder der zu Handreichungen oder Handgriffen herangezogen wird – dazu gehört auch die Lagerung des Kranken –, eine genaueste Kenntnis der Asepsis in Fleisch und Blut übergegangen sein.

Wer diese Voraussetzungen erfüllt, dem wird die Anleitung meines langjährigen Mitarbeiters und erfahrenen Operationssaalpflegers *J. Klumpp* von großem Nutzen sein. Von der Operationslagerung unterscheidet sich grundsätzlich die Lagerung zum Verband. Es hat sich hier als notwendig erwiesen, die üblichen Hilfsmittel durch einige Zusatzgeräte zu vermehren. Diese *Klumpp*schen Stützen haben sich ausgezeichnet bewährt, so daß sie eine allgemeine Verbreitung verdienen.

Prof. Dr. E. Rehn

Direktor der Chir. Univ.-Klinik Freiburg i. Br.

VORWORT[1]

An Hand einer großen Anzahl von Bildern wird die Technik der Lagerungen zur Operation und zum Verband beschrieben. Wie einleitend erwähnt, stellt diese Technik einen nicht unwesentlichen Beitrag zum Gelingen des chirurgischen Werkes dar, einen Vorteil für den erkrankten Menschen. Dies war ausschlaggebend, in vielen Jahren gesammelte Erfahrung in Wort und Bild zusammenzufassen und in Form dieser Darstellung weiterzugeben.

Ein großer Teil der „chirurgisch Erkrankten" wird unfallchirurgisch behandelt. Hierauf wurde an der *Lexer-Rehn*schen Klinik in Freiburg besondere Sorgfalt verwendet. So kamen Apparate zur Lagerung zum Verband und zur konservativen Knochenbruchbehandlung zur Entwicklung, die in ihrer universalen Anwendungsweise besonders aufgeführt werden.

Ein Ausblick auf das Gebiet des Narkoseinstrumentariums, das durch die Entwicklung der Anästhesie in den letzten Jahren vermehrt wurde, soll den Pfleger weiterhin daran erinnern, mit großer Sorgfalt all das zu warten, was im gegebenen Augenblick von entscheidender Bedeutung für den zu operierenden Menschen sein kann.

Es wäre zu wünschen, daß die Arbeit nicht nur in der Hand des lernenden Pflegepersonals Interesse erheischt, sondern auch dem erfahrenen Pfleger als Nachschlagebüchlein bei der Arbeit dienlich sei.

Freiburg, im Oktober 1953

J. Klumpp

---

[1] Es ist mir eine angenehme Pflicht, Herrn Dr. *Eiermann* für die Ausgestaltung der Arbeit und die Anregung bei der Neukonstruktion des Universalextensionsgerätes zur konservativen Knochenbruchbehandlung zu danken.

EINLEITUNG

Aus dem Vorwort ist das Ziel dieser Zusammenstellung der wichtigsten Operationslagerungen ersichtlich: Die sachgemäße und schonende Lagerung des Kranken soll zum Erfolg des chirurgischen Eingriffs beitragen. Da über dieses Gebiet nur wenige Einzeldarstellungen vorliegen, die außerdem meist nur chirurgische Spezialgebiete betreffen, scheint eine Zusammenstellung berechtigt, in Sonderheit auch von Operationslagerungen der mittleren Chirurgie. Als Leitgedanke war bestimmend, sich in technischen Einzelheiten nicht zu verlieren, sondern das Grundsätzliche mit wenigen Worten in anschaulichen Bildern zu zeigen. Es soll damit dem Personal eines Krankenhauses die Möglichkeit gegeben werden, durch sachgemäße Lagerung eines Erkrankten auf einem primitiven, improvisierten Operationstisch wie auch auf einem technisch vollendeten Operationstisch dem Operateur seine Arbeit zu erleichtern und damit dem Patienten nützlich zu sein. Durch Einzelheiten der Lagerungen, wie sich diese in einzelnen Chirurgenschulen entwickelt und eingebürgert haben, verliert die grundsätzliche Darstellung vorliegender Arbeit nicht an Vollständigkeit.

Im Jahre 1936 wurde von mir über dieses Gebiet in kurzer Form auf Anregung von Herrn Prof. *Rehn* bereits berichtet (Zeitschrift der Reichsfachschaften: Krankenpfleger, Masseure und Badebetriebe [Berlin]). Durch die gewaltige Entwicklung der Chirurgie und der Anästhesie bedarf jedoch auch die Vorbereitung des Erkrankten zum Eingriff einer erweiterten Sorgfalt und entsprechend vermehrter Technizismen. Es wird dieses auf langjährige Erfahrung gestützte Wissen nicht allein dem Pfleger oder der Operationsschwester des kleinen Krankenhauses zugute kommen, sondern auch das Interesse des jungen Arztes und des erfahrenen Operateurs erheischen. Um den Rahmen dieser Arbeit nicht zu überschreiten und die Übersichtlichkeit nicht zu stören, habe ich die Lagerungen, die sich als Variationen der im Prinzip aufgeführten Stellungen ergeben, weggelassen.

Wie ein Handwerk, so wird auch der Beruf des Operationssaalpflegers aus der Erfahrung anderer und in eigener Empirie erlernt. Sie betrifft in erster Linie die Praxis. Diese praktische Anwendung darf jedoch nicht in eigener Pionierarbeit einen kranken Menschen betreffen und ihn je nach Geschicklichkeit mehr oder weniger gefährden. Darum soll diese Zusammenstellung als Leitfaden in der Hand eines jeden Krankenpflegers oder Pflegeschülers das Wesentliche aus diesem Gebiet zur Anschauung bringen. Zur Einprägsamkeit soll ferner ein einzelner Blick vermitteln, was in seitenweiser Abhandlung unbelebt wirken würde.

Zusammenfassend ist sämtlichen Operationslagerungen folgendes gemeinsam:

Hervorlagerung der zu operierenden Körperregion. Hierfür ist Grundbedingung]

a) absolute Schmerzfreiheit,

b) Entspannung der Muskulatur.

Diese Forderung bedingt, daß die Lagerung des Patienten erst nach Eintritt in das tiefe Narkosestadium vorgenommen werden kann. Andernfalls würden Schmerzen reaktive Muskelspannungen auslösen, die dem kranken Menschen schaden; nach Eintritt der tiefen Narkose würde die Entspannung die Hervorlagerung der zu operierenden Körperregion gefährden. Bei örtlicher Betäubung müssen die gleichen Bedingungen der Lagerung durch die Geschicklichkeit des Pflegers ebenfalls erreicht werden. Als Maßstab für diese Geschicklichkeit kann die Schmerzäußerung des zu lagernden Patienten herangezogen werden.

Zu diesem handwerklichen Können gesellt sich das Wissen und die ethische Auffassung der Persönlichkeit des Pflegers. An sie sind größte Forderungen zu stellen, da ihm kranke Menschen anvertraut sind. Wird dieses Vertrauen durch Ungeschicklichkeit oder gar Taktlosigkeit gestört, so stellt die Lagerung und Fixierung des Patienten eine Fesselung und brutale Vergewaltigung dar. Bekannterweise werden solche Situationen schlecht vergessen, und so kommt es nicht selten vor, daß bereits kleine Fehler den Pflegeberuf gefährden. Diese Gedanken müssen einen jeden Pfleger bestimmen, sich mit dem dargebotenen Stoff vertraut zu machen.

Bei der Darstellung der Operationslagerungen hielt ich mich nicht, wie es in chirurgischen Lehrbüchern üblich ist, an Organsysteme, sondern an die Entwicklung des technischen Lagerungsaufbaues. Hierdurch wird es möglich, einfache Lagerungen zu Anfang, schwierige Lagerungen zum Schluß der Arbeit aufzuführen. So werden unnötige Wiederholungen vermieden und das Studium für den Pfleger erleichtert.

Werdegang des Operationstisches

Betrachtet man „die Geschichte und den Werdegang des Operationstisches“, wie er heute gebräuchlich ist, so stößt man auf eine Unzahl von Vorschlägen und Modellen. In früheren Zeiten baute sich jeder „Praktiker“ sein eigenes Modell als Auflagetisch. Seit etwa 150 Jahren, als die „großen Männer“ in der Medizin auftraten, ist eine einheitlichere Linie festzustellen. Größeren technischen Anforderungen gerecht werdende Modelle sind jedoch erst zu erkennen, seit eine eigene Industrie sich des medizinischen Instrumentariums annahm. Es muß lobenswert hervorgehoben werden, daß einige Firmen in Zusammenarbeit mit Ärzten und Pflegern die Entwicklung des Operationstisches in seiner Bauweise bis zum modernen vollendeten Typ vorangetrieben haben. Wie bei vielen Erfindungen liegt auch hier die Güte in der Einfachheit begründet. Es ist demnach erstrebenswert, mit wenigen technischen und damit geldlich erschwinglichen Mitteln zum Ziel zu kommen. Als vollkommen wäre somit der Operationstisch zu bezeichnen, der in einfachster Form die Lagerung zur Operation und zum Verband ermöglicht. Auf spezielle Lagerungen zum Verband, insbesondere Gips- und Extensionsverband, werden wir später noch zurückkommen.

Um die „Geschichte des Operationstisches“ zu beleben, wollen wir einige Tische aus früheren Zeiten im Bild Revue passieren lassen.

Wegen seiner Vorzüge und Einfachheit in der Handhabung hat

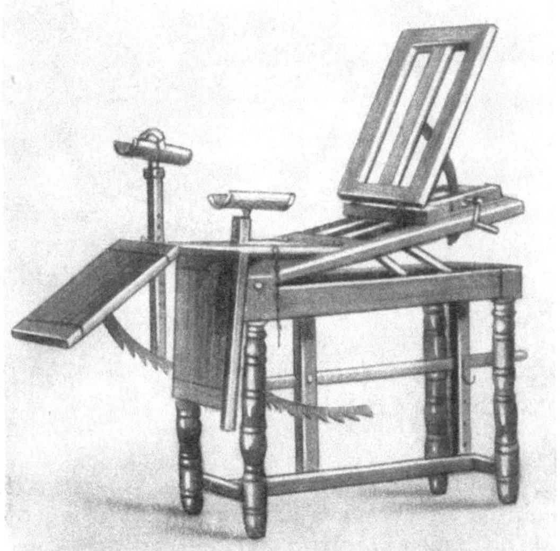

Abb. 1. Hölzerner Operationstisch aus dem Jahr 1840

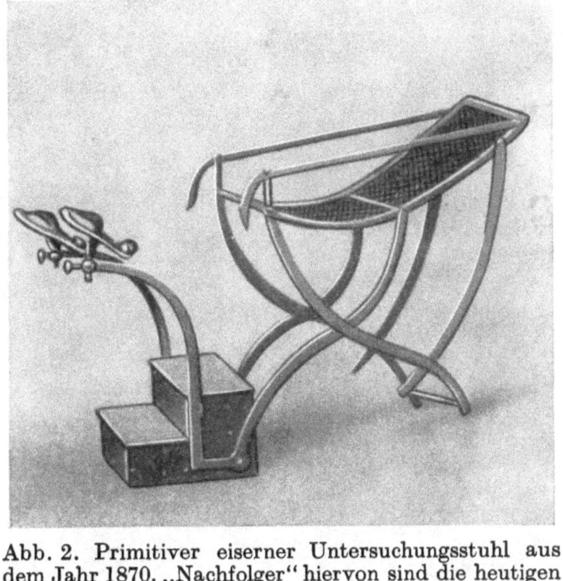

Abb. 2. Primitiver eiserner Untersuchungsstuhl aus dem Jahr 1870. „Nachfolger“ hiervon sind die heutigen Untersuchungsstühle der praktischen Ärzte

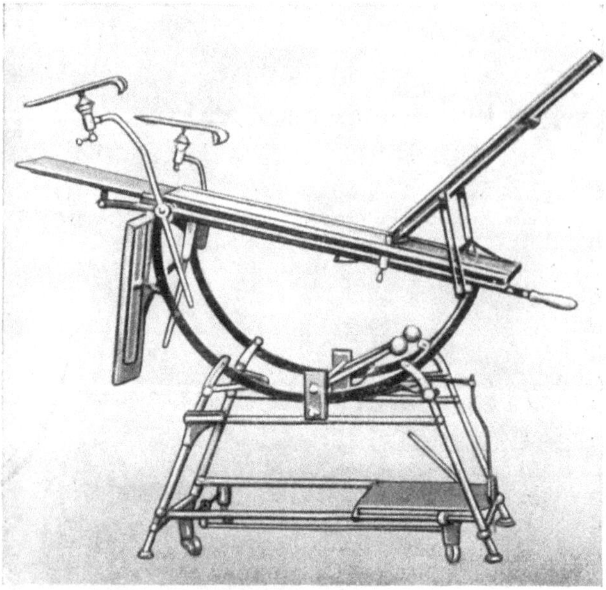

Abb. 3. Operationstisch nach *Stelzner* aus dem Jahr 1890. Dieser Tisch ist noch in vielen Krankenhäusern anzutreffen; trotz mancher Verbesserungen bleibt er nur ein Behelf. Auch besitzt er noch ein starres Flachtischsystem

sich heute der kleine Heidelberger Operationstisch fast allgemein eingebürgert. In ihm sind die Erfahrungen der Vergangenheit mit den technisch hochgestellten Forderungen der modernen Chirurgie vereinigt (Abb. 5, 7 und 8).

Eine Weiterentwicklung stellt der große Heidelberger Operationstisch dar (Abb. 6). Bei diesem wird jedoch auf Einfachheit und zusätzliches Gerät nicht verzichtet.

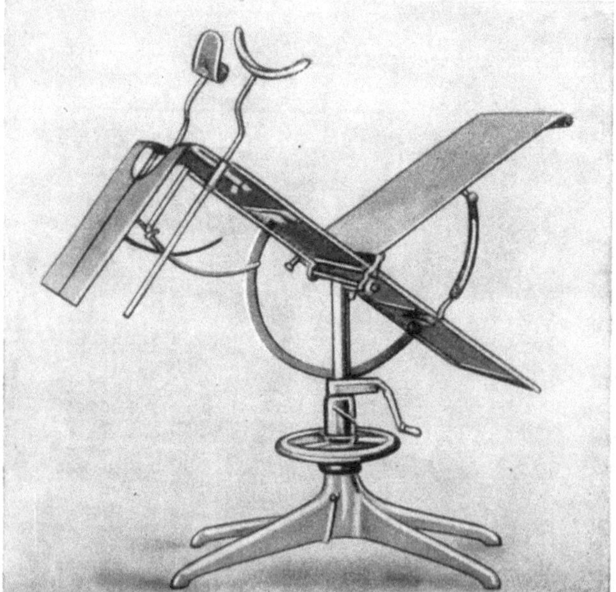

Abb. 4. Operationstisch nach *Hahn* um das Jahr 1910. In der Bedienung ist er „zentraler" gefaßt, hat ein starres Flachtischsystem und bleibt deshalb unzulänglich

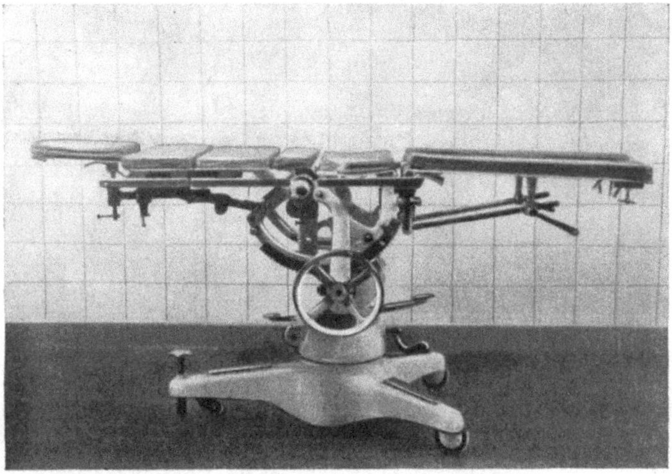

Abb. 5. Der kleine Heidelberger Universaloperationstisch. Der Tisch ist klein und wendig, leistet aber Gutes für alle Lagerungen. Es fehlt ihm lediglich die Lagerungsmöglichkeit für Verbände an frisch operierten Patienten

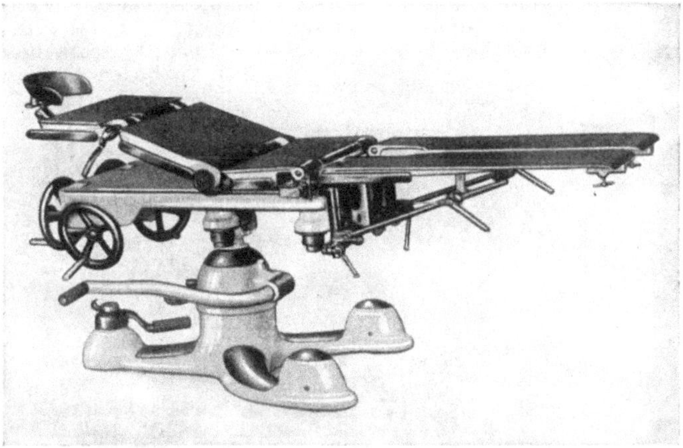

Abb. 6. Der „Große Heidelberger" Nr. 5000. (Wird mit Text und Lagerungsabbildungen am Schluß gezeigt)

Der kleine Heidelberger Operationstisch mit Zubehör

Der kleine Heidelberger Universaloperationstisch in Grundstellung

Der Vorzug dieses Tisches liegt in seiner verstellbaren Lagerfläche, im Gegensatz zum starren Flachtischsystem der alten Modelle. Einen weiteren Vorteil bietet die Beweglichkeit des gesamten Tisches in allen drei Dimensionen. (Hebung durch Ölpumpe, fahrbar, drehbar um die eigene Achse.) Als Polsterung der Lagerungsfläche dient ein 3–4 cm dicker Schwammgummi.

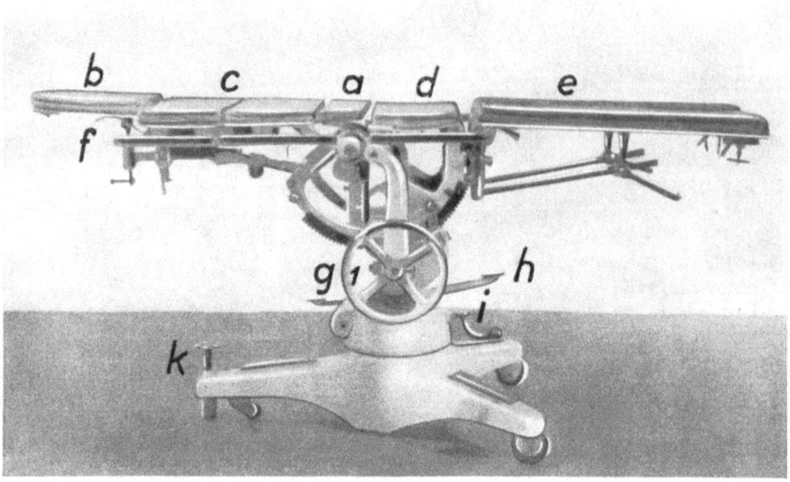

Abb. 7. Bezeichnung der Tischteile

a) Hochlagerungsbrücke auf dem Ruhepunkt; b) flacher Kopfhalter; c) Rückenlehne; d) Sitzplatte; e) geteilte Beinplatte, ausschwenkbar; f) Gleitschiene (auch Tischrandleiste genannt); g[1]) Handrad zum Kopf- und Fußwärtskippen; h) Pedal zum Hochpumpen und Senken des Tisches; i) Flügelschraube für die Achsendrehung; k) Schraube zum Feststellen des Tisches auf dem Fußboden

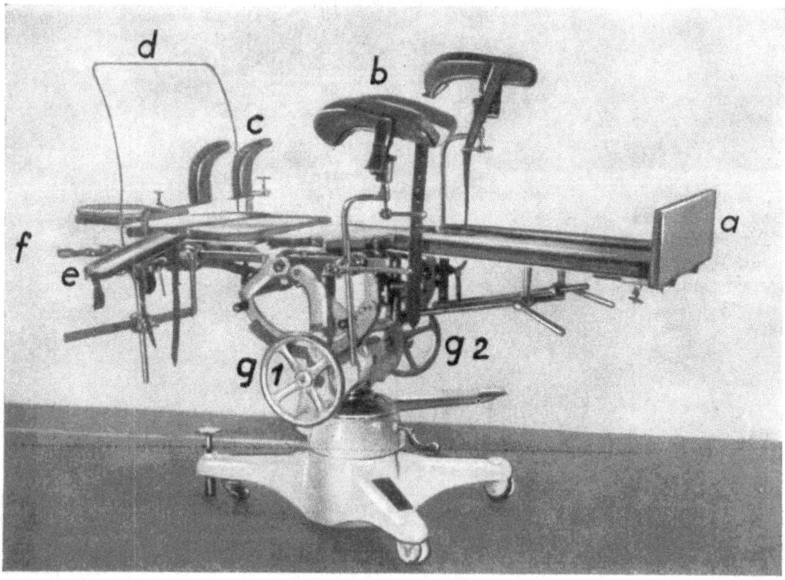

Abb. 8. Bezeichnung der Zubehörteile

a) beliebig auszieh- und auswechselbare Beinplattengegenstütze; b) Beinhalter nach *Goepel*; c) Schulterhalter (Stütze); d) Kopfbogen nach Kocher oder Narkosebügel; e) kleine Armlagerungsvorrichtung; f) Handgriff auswechselbar, zur Führung des Tisches; g[2]) Handrad für seitliches Kippen

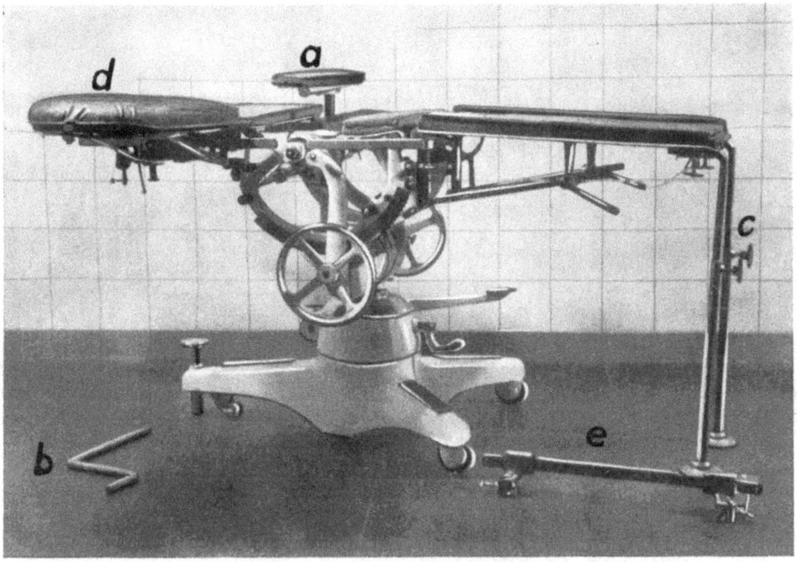

Abb. 9. Bezeichnung weiterer Zusatz- und Zubehörteile
a) Hochlagerungsbrücke herausgedreht; b) Kurbel zur Brücke; c) Beinplattenabstützungsstange zum Fußboden; d) Handtisch auf der Gleitschiene aufsetzbar nach *Klumpp*; e) Querstange mit beiderseits gelochten Klauen zum Anhängen eines Zusatzgerätes für das Anlegen von Verbänden

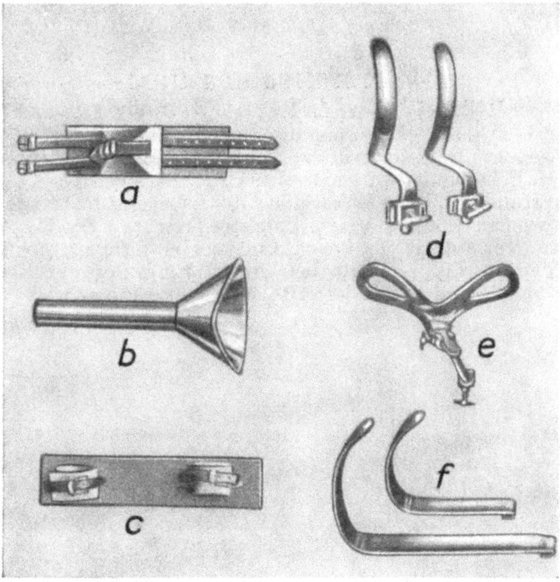

Abb. 10. Weitere kleine Zubehörteile
a) Beinfesseln für geteilte Beinplatte; b) Spültrichter; c) Bein- oder Armfessel geschlossen; d) Seitenhalter; e) Thoraxhalter; f) bogenförmiger Seitenhalter

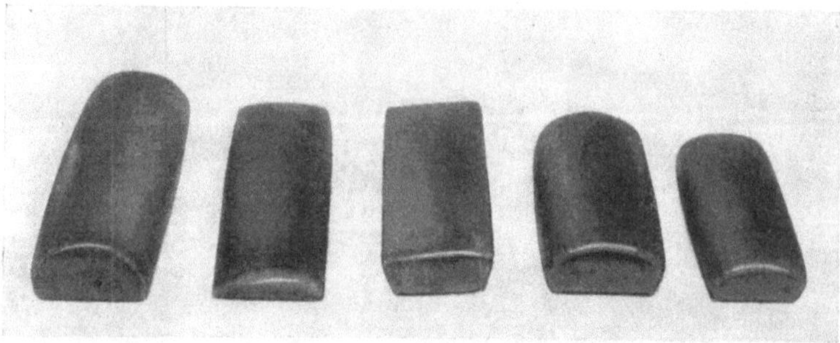

a b c d e

Abb. 11. Halbrollen

a) große halbrunde, b) große halbflache, c) kurze flachkantige, d) kurze runde, e) kurze kleine Halbrolle. d und e werden hauptsächlich als Kopfunterlage verwendet, a und b in der Mehrzahl für Seitenlagerungen, c als „Aushelfer“ in besonders gelagerten Fällen und zum Unterlegen für fertige feste Verbände

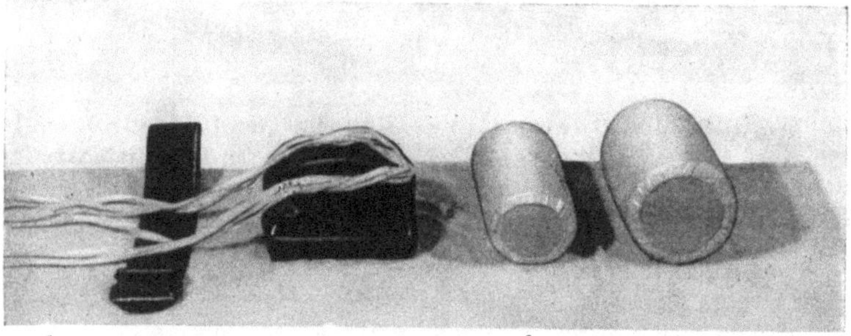

d c e b a

Abb. 12. Rollen und Gurte

a) große Rolle; b) kleine Rolle; c) breiter Ledergurt; d) Stoffgurte; e) Thoraxunterlagekissen. a und b wurden früher bei Operationstischen, die keine Hochlagerungsbrücke hatten, als „Galle- und Nierenrolle“ verwendet. Rollenlagerungen aus festem Material sind äußerst schwer durchführbar und bringen oft Schädigungen irgendwelcher Art mit sich. d und c sind zum Anschnallen der Oberschenkel und Hände und zur Befestigung des Lagerungsmaterials gedacht. Aus hygienischen Gründen verwenden wir das wasch- und sterilisierbare Stoffband an Stelle der sonst gebräuchlichen Ledergurte. e dient für bogenförmiges Herauslagern des Thorax in Seitenlage. Zur Hervorlagerung der Operationsgebiete bei einigen Eingriffen der Bauch- und Brusthöhle sind aufblasbare Rollen zweckmäßiger

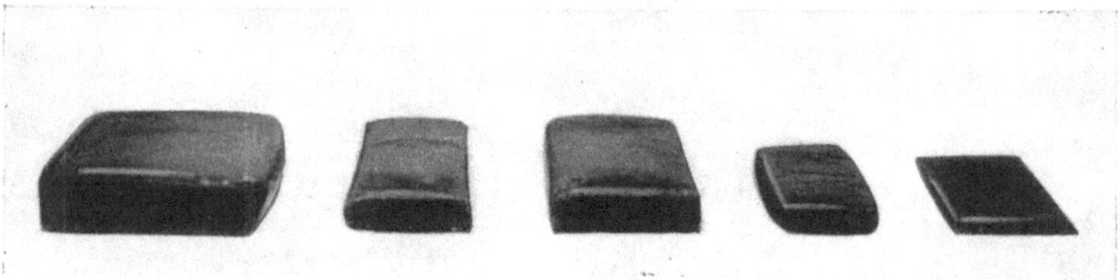

e b a c d

Abb. 13. Kissen

a) Oberschenkelkissen; b) Unterschenkelkissen; c) dickes Ausgleichskissen; d) dünnes Ausgleichskissen; e) Stand- oder Fußkissen für den Operateur

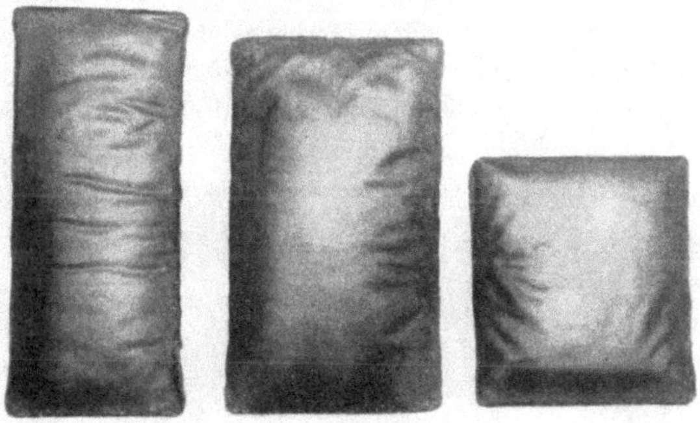

a b c

Abb. 13a. Maßvergleich der Kissen (stehend)

a) Oberschenkelkissen; b) Unterschenkelkissen; c) Becken- oder Magenkissen (die Namen stammen von der früheren Verwendungsart). Zwei nebeneinandergelegte Beckenkissen ergänzen ein Unter- oder Oberschenkelkissen. Die Breite des Unterschenkelkissens ist so bemessen, daß die Beweglichkeit des parallel dazu liegenden zweiten Beines nicht beeinträchtigt ist

Lagerungen zu den einzelnen Operationen

Der Lagerungsaufbau

Es hat sich als zweckmäßig erwiesen, zwischen Lagerungsflächen und Patienten (das Lagerungsmaterial liegt zwischen beiden Kautschuklaken) je ein großes Kautschuktuch, der Hygiene wegen, einzuschieben. Damit werden der Tisch und die Lagerungsrollen vor Verschmutzung bewahrt. Es ist hierdurch die Möglichkeit gegeben, eine zweite Operationslagerung bei nicht verschmutztem Lagerungsgerät schnell anzuschließen.

Vorbereitung

Es hat sich in unserer Klinik eingebürgert, die Vorbereitung in zwei Teile zu zerlegen. Auf der Station wird der Patient gebadet und die zu operierende Stelle und ihre Umgebung rasiert. Vor der Lagerung im Operationssaal wird der Operationsbereich bei Plastiken nochmals gewaschen, andernfalls mit Äther abgerieben und mit Jod bestrichen. Bei jodüberempfindlichen Patienten und bei Kindern pflegen wir als Desinfizienz Diozol anzuwenden. Das Genitale wird ebenfalls mit Diozol bestrichen und mit einer mit Sublimat getränkten Kompresse bedeckt.

Lagerung zur Leistenbruchoperation (Abb. 14)

Sie stellt eine der einfachsten Operationslagerungen dar. Die zu operierende Körperregion, das Becken, wird vorgelagert. Die Rückenlehne und die Beinplatten werden dabei leicht abwärts gestellt. Unter das Becken schiebt man das Beckenkissen. Um Schmerzen zu vermeiden, werden an das Beckenkissen kopfwärts zwei Ausgleichskissen angeschlossen. Der Kopf ruht auf der Halbrolle. Bei älteren Patienten empfiehlt es sich, zur Erleichterung der Atmung durch ein zusätzliches Kissen den Kopf höher zu lagern. Die Beine werden durch den Lederriemen über dem unteren Drittel des Oberschenkels an den Beinplatten des Tisches fixiert. Zur Ruhigstellung des Patienten pflegen wir die Arme mit Hilfe der Stoffbänder (Schlinge um das Handgelenk) gestreckt und parallel zum Körper am Ledergurt bzw. der Tischrandleiste zu befestigen. Ein Überhängen der Arme über den Operationstisch ist wegen der Gefahr der Druckschädigung (Drucklähmung des Nervus

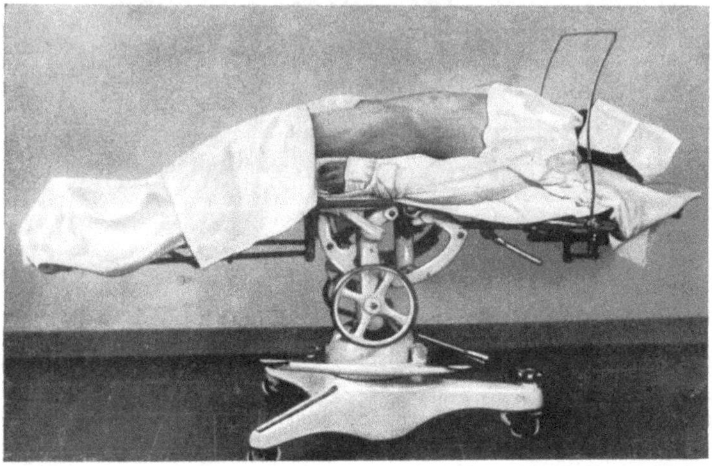

Abb. 14

radialis) zu vermeiden. Unter die Handgelenksschlinge empfiehlt es sich, eine Polsterung anzubringen. Bei Säuglingen genügt die Fixierung der Extremitäten durch Einschlagen der Arme und Beine in ein Tuch, das auf der Unterlage durch eine Kornzange fixiert wird.

Zum Verband wäre nach Leistenbruchoperationen folgendes zu erwähnen. Zur Kompression des Wundgebietes und zur Verhütung von Sickerblutungen legen wir über die mit sterilen Kompressen bedeckte Wunde mehrere Heftpflasterzüge (5 cm breit) an, die von der Innenseite des entsprechenden Oberschenkels strahlenförmig divergierend bis zum Darmbeinstachel bzw. zum Nabel reichen. Um ein Abgleiten dieser Heftpflasterzüge zu vermeiden, sind quer dazu einige Pflasterzüge zu empfehlen. Das Anlegen dieses Verbandes geschieht am gebeugten Oberschenkel. Bei Streckung des Oberschenkels im Hüftgelenk erfolgt die Kompression des Wundgebietes. Bei Hodenbrüchen wird der *Bergmann*-Verband angelegt. Er besteht aus Achtertouren um Unterbauch, Becken und Oberschenkelgegend; hierdurch wird eine Hochlagerung der Hoden bewerkstelligt und damit einem Hämatom in den Hodensack vorgebeugt.

Seitliche Blinddarmlagerung (Abb. 15)

Um eine Bedeckung des Blinddarmes und des Wurmfortsatzes durch die Dünndarmschlingen zu vermeiden, hat sich die Lagerung nach *Lexer* sehr bewährt. Dabei liegt der Kranke im Winkel von etwa 30–45 Grad schräg auf der linken Körperseite. In tiefer Narkose fallen die Dünndarmschlingen der Schwere gehorchend zur linken Bauchhöhlenseite, was bei Eröffnung des Bauches dem Operateur das Aufsuchen des Wurmfortsatzes wesentlich erleichtert. Zur weiteren Hervorlagerung der zu operierenden Körperregion werden die Beinplatten leicht nach abwärts gestellt. Zur Hervorhebung der rechten Körperseite schieben wir eine Halbrolle unter das Becken des Patienten. Diese Halbrolle schlagen wir in ein Kautschuktuch ein; hierdurch wird ein Abgleiten der Halbrolle verhindert und die Stabilität dieser seitlichen Schräglagerung gewährleistet. Verstärkt wird diese Schräglagerung durch seitliche Tischkippung (Handrad g^2, siehe Abb. 8). Bei sämtlichen seitlichen Stellungen ist darauf zu achten, daß der oben beschriebene Lederriemen, der zur Fixierung der Beine auf dem Tisch dient, nach der abfallenden Körperseite zu angezogen wird.

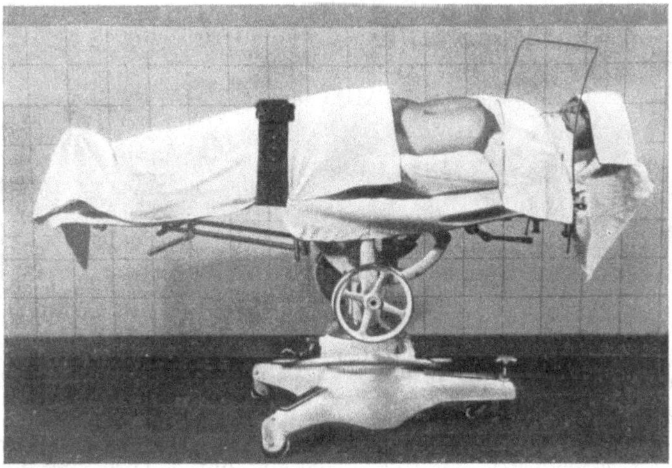

Abb. 15

Zu sämtlichen Eingriffen im Bereich der Bauchhöhle sei allgemein vorausgeschickt, daß der Bauch von den Brustwarzen bis zu den Schamteilen rasiert ist (Vorbereitung auf der Station). Weiterhin muß die Blase entleert (evtl. mit Katheter), sämtliche Fremdkörper müssen entfernt sein (künstliche Gebisse, Fingerringe, Armbanduhren usw.). Bei allen nicht eiternden und nicht drainierten Wunden werden diese nach Bedeckung mit sterilen Kompressen mit Heftpflasterstreifen, die rahmenförmig den Verbandstoff decken, zugeklebt.

Lagerung zur Gallenblasenoperation (Abb. 16)

Der Kranke liegt mit der der Oberbauchgegend entsprechenden Rückenpartie auf der hochgedrehten Hochlagerungsbrücke (Hochlagerungsbrücke oberhalb des Nabels im Gegensatz zur Operationslagerung des Magens, siehe dort). Aus der Beschreibung über die Hervorlagerung der voraus besprochenen Operationsgebiete ergibt sich, daß auch hier durch Abwärtsstellung der Rückenlehne und der Beinplatten dieses ebenso hervorgehoben werden kann. In den folgenden Ausführungen findet dies keine besondere Erwähnung mehr.

Bei der Lagerung zum Blinddarm war ausschlaggebend, durch Schräglagerung dem Operateur insofern seine Arbeit zu erleichtern, als hierdurch Dünndarmschlingen, die sich störend vor das Operationsgebiet legen, nach der Tiefe der Bauchhöhle zu abgleiten. Das gleiche kann auch jederzeit durch starke Kippung des Tisches erreicht werden. So gelingt es leicht, durch Kippung des gesamten Tisches fußwärts den Oberbauch über-

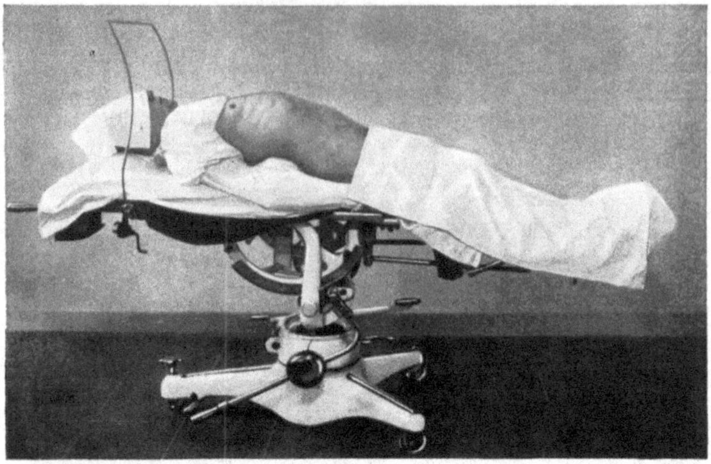

Abb. 16

sichtlich zu gestalten oder durch die Kippung kopfwärts (z. B. bei Bauchhöhlenschwangerschaftsoperationen) die Beckengegend ohne störende vorfallende Eingeweide zu überschauen.

Um einen mühelosen Bauchdeckenverschluß für den Operateur zu erzielen, wird vor Beginn des Wundverschlusses die Hervorlagerung durch Zurückdrehung der Hochlagerungsbrücke bzw. der untergeschobenen Kissen beseitigt. Sollte trotzdem eine Spannung im Wundgebiet noch vorhanden sein, so kann sie durch Hebung des Oberkörpers und der Beine vermindert werden.

Halbflache Seitenlage für Operationen in der Leistengegend

Sinngemäß trifft bei den Operationen der Harnleitersteine in der unteren Hälfte, ebenso für Operationen des Grenzstranges das bei der Blinddarmoperation Gesagte zu. Entsprechend der Körperform (magere oder dicke Patienten) wird nach Wunsch des Operateurs die Seitenlagerung variiert. Um ein Abrutschen des Patienten von der Halbrolle zu vermeiden, kann eine seitliche Gegenstütze an das Becken angedrückt werden.

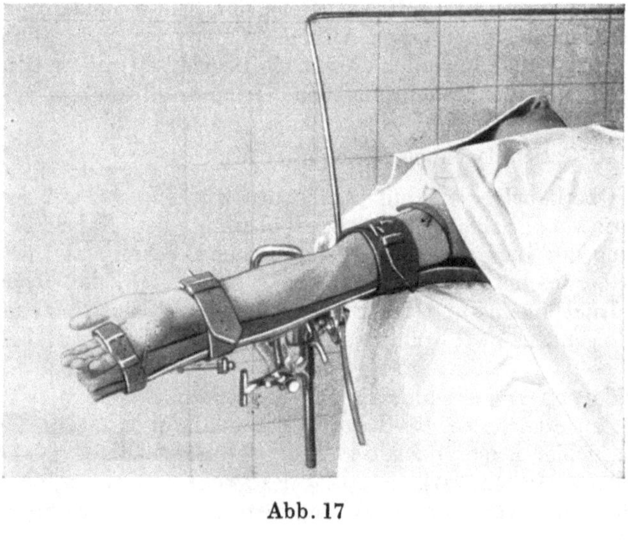

Abb. 17

Armlagerungsvorrichtungen

(siehe Abb. 8e, 17 und 17a; Armlagerungsschiene nach *Klumpp*)

Auf den Abb. 17 und 17a sehen wir eine Armlagerungsschiene, wie sie sich bei der Venenfreilegung bzw. bei länger liegender Dauertropfinfusion bewährt hat. Hierzu kann die kleine Schiene, wie sie unter e (Abb. 8) gezeigt wurde, nicht immer Verwendung finden, weil sie dem gesamten Arm keine völlige Unterlage bietet. Da der Operateur meist zur rechten Seite des Patienten steht, wird die Schiene am linken Arm angebracht. Durch die Fixierung des Armes auf der Schiene darf keine Stauung entstehen. Sollte aus einem Grund die Infusion am Arm nicht erfolgen können, so wird sie je nach Situation am nicht gestauten Bein der Lagerung entsprechend fixiert. Bei den Armlagerungsschienen muß der gesamte Arm in zwangloser Weise ruhiggestellt sein. Die gezeigte „Armlagerungsschiene nach *Klumpp*" ist so konstruiert, daß der Arm in dieser Schiene in allen drei Dimensionen gehalten werden kann.

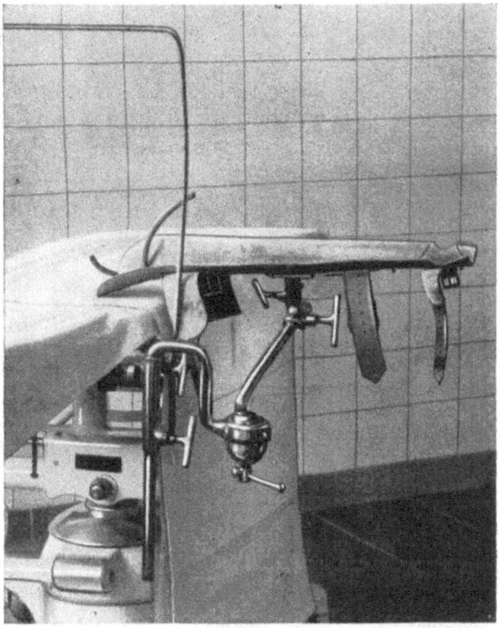

Abb. 17a

Lagerung bei Bauchoperationen (Magenresektion, Ileus usw.) (Abb. 18)

Das Wesentliche für diese Stellungen wurde bei der Gallenblasenoperation bereits gesagt. Es ist jedoch nochmals darauf hinzuweisen, daß die Hochlagerungsbrücke bei Magenoperationen unter der Rückenpartie liegt, die der Mittelbauchgegend entspricht. Ergänzend zu den bereits auch schon erwähnten Operationslagerungen sei bemerkt, daß

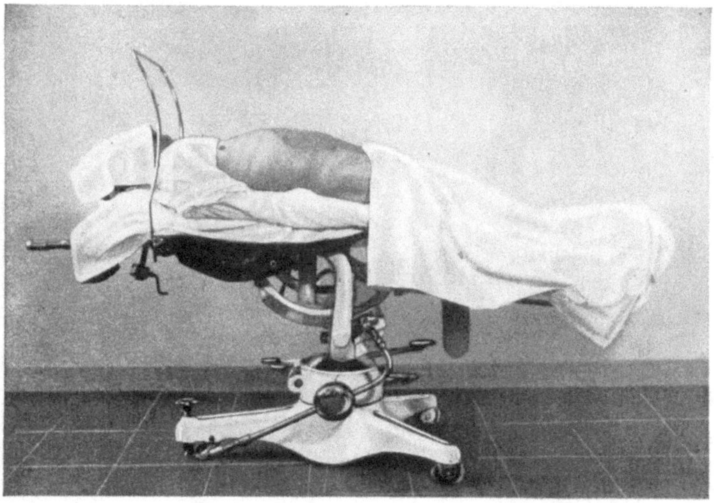

Abb. 18

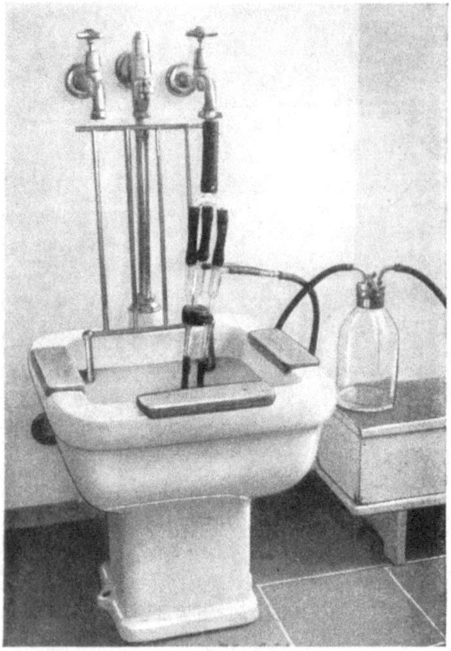

Abb. 19

die Anbringung der Schulterstützen besonders dann von Vorteil ist, wenn eine Kippung des Tisches kopfwärts in Aussicht steht. Bei stark geblähtem Leib (z.B. Ileus) ruht die Hochlagerungsbrücke in ihrer Ausgangsstellung.

Bei elektrischem Schneiden und elektrischem Koagulieren wird zum Schluß des Stromkreises eine in Seifenwasser gereinigte und durch einen Gummi gutisolierte Bleiplatte am Unterschenkel angebracht.

Absaugvorrichtung (Abb. 19)

Bei sämtlichen Eingriffen empfiehlt es sich, den sogenannten Absauger, den wir auf Abb. 19 sehen, griffbereit zu halten. Das Bild zeigt das Modell der Wasserstrahlpumpe. Durch vorbeiströmendes Wasser in dem dreigeteilten Glasrohr entsteht in der Flasche bzw. in dem angeschlossenen Schlauch ein Unterdruck, durch den Körperflüssigkeiten abgesogen werden können.

In letzter Zeit kommen auch elektrische Sauger zur Verwendung.

Lagerung bei Kropf- und Halsoperationen (Abb. 20)

Der Patient wird in halbsitzender Stellung bei nach hinten über die Halbrolle geneigtem Kopf gelagert. Die Halbrolle liegt über dem obersten Teil des Schulterblattes. Um ein Abrutschen des Körpers zu verhindern, wird eine Gegenstütze in die kurzen Auffangrohre

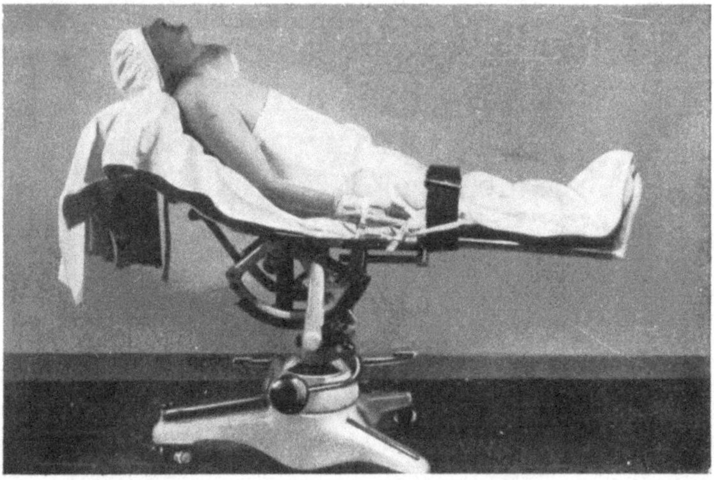

Abb. 20

der Beinplatten geschoben, die je nach Größe des Patienten verlängert werden (siehe Abb. 8a). Die „Beingegenstütze nach *Klumpp*" kann durch ihre beweglichen Einschiebestutzen an sämtlichen Operationstischen angebracht werden. Für sehr große Kranke empfiehlt sich an Stelle der üblichen Kopfplatte die Kreiskopfplatte.

Diese „Kreiskopfplatte nach *Klumpp*" (Abb. 21) ermöglicht eine exakte Einstellung in kurzem Radius.

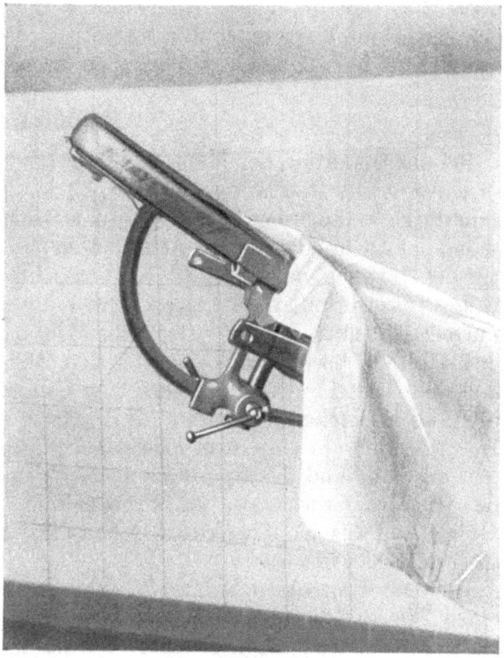

Abb. 21
Kreiskopfplatte nach *Klumpp*

Unterkieferresektion und Ersatz mit Span aus dem Beckenkamm.

Hierbei nimmt der Patient eine ähnliche Lagerung ein, wie sie auf Abb. 20 gezeigt wird, jedoch wird der Oberkörper flacher und seitlicher, das Becken wie zur Milzoperation gelagert (Abb. 27). Die Hervorlagerung des Beckens wird erst kurz vor der Spanentnahme vorgenommen. Am Vortage fertigen wir dem Patienten eine Gipshaube an, die später zum Aufhängen des geschienten Unterkiefers dient.

Lagerung zur Entnahme von Rippenknorpel zur Nasenplastik (Abb. 22)

Auch hier gilt das für Abb. 20 Gesagte, nur wird die Rückenlehne etwas tiefer eingestellt. Zur Knorpelentnahme liegen die Halbrollen unter dem Rippenbogen bzw. je

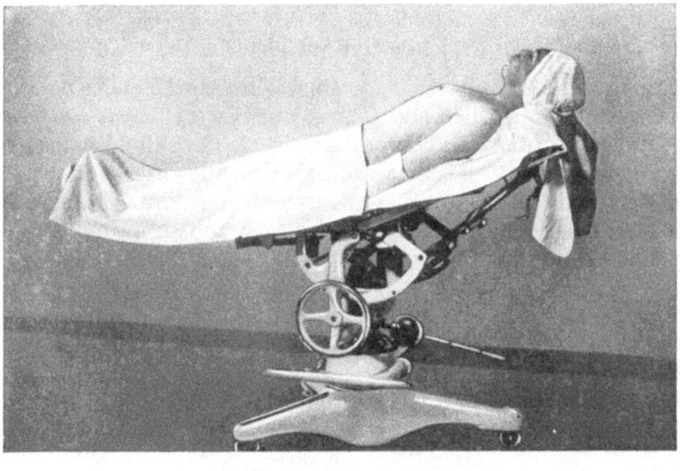

Abb. 22

nach Halslänge unter dem Nacken. Die Rückenlehne wird so weit aufwärts gestellt, daß der Operateur bequem an der Nasenwurzel das Knorpelstück einschieben und das Gesichtsprofil von allen Seiten übersehen kann.

Mammaamputation

Bei der Operation der Mammaablatio (Entfernung der weiblichen Brustdrüse) handelt es sich um eine Radikaloperation, d. h., der Erfolg des Eingriffs ist abhängig von der gesamten Entnahme der Brustdrüse, der Brustmuskulatur und der vollständigen Ausräumung der Lymphdrüsen der Achselhöhle (Steinthal III). In einigen Fällen ergibt sich sogar die Notwendigkeit, von der Krebsgeschwulst befallene Lymphdrüsen bis in die Ellenbeuge auszurotten. Dementsprechend muß einmal die Brustseite durch Hervorlagerung mittels Kissen unter der entsprechenden Rückenpartie gut zugänglich sein, außerdem der Arm, der bei uns von einem Assistenten gehalten wird, in allen Ebenen frei beweglich sein. Die Hand und der periphere Unterarm werden, nachdem das Operationsgebiet mit Jod bestrichen ist, in ein steriles Tuch eingeschlagen. Das Tuch wird durch sterile Bindentouren am Unterarm fixiert. Die Patientin wird zur Erhöhung der Armbeweglichkeit an den Rand des Operationstisches gelegt. Damit die Sterilität gewahrt bleibt und der Operateur durch den Narkotiseur nicht gestört wird, hat sich die Abdeckung des Halses und des Kopfes (Abb. 61) bewährt. Hierbei wird der Kopfbügel durch zwei Infusionsständer ersetzt.

Um eine Kontrakturstellung des Oberarmes im Schultergelenk zu vermeiden, legen wir einen Thorax-Oberarm-Verband (keinen *Desault*-Verband) an, siehe Abb. 60a. Auf der Station wird der Arm in gleicher Weise aufgehängt, wie er auf dem Operationstisch von dem Assistenten gehalten wurde (im Schultergelenk senkrecht zur Körperachse, im Ellbogen rechtwinklig gebeugt).

Bei Probeexzisionen aus der Mamma wird der Arm mit Stoffbändern senkrecht erhoben und im Ellbogen rechtwinklig gebeugt am Kopfbügel aufgehängt.

Bei **Mammaplastiken** (Aufrichtung und Translationen) wird im Prinzip die gleiche Stellung, wie sie Abb. 61 zur Anschauung bringt, angewandt, jedoch bei stärker aufgerichtetem Oberkörper. Es entspricht dann diese Lagerung etwa der Kropflagerung (Abb. 20). Die Arme werden an zwei Infusionsständern senkrecht zur Körperachse unterhalb des Abdecktuches aufgehängt (Abb. 61).

Lagerung für Operationen der Gesichts- und Schädeldefekte bei Kindern (Abb. 23 und 24)

Vor der Lagerung werden die in ein Tuch eingeschlagenen Kinder bei gestreckten, dem Körper parallel anliegenden Armen und Beinen mit Binden umwickelt (wie bei Mumien). Sodann legt man diese kleinen Patienten auf die steilgestellte Rückenlehne, wobei die Sitzplatte, als Fußgegenstütze aufwärts gekippt, das Abgleiten verhindert. Der Zugänglichkeit wegen werden die nicht benötigten Tischteile entfernt. Um dem Abrutschen der Kinderfüßchen von der hochgestellten Sitzplatte vorzubeugen, empfiehlt sich die Zwischenlagerung einer Halbrolle zwischen Kinderfüße und Sitzplatte. Diese Halbrolle befestigen wir mit einem Gurt. Wie Abb. 23 weiter zeigt, erfolgt die Befestigung des Kinderkörpers mit zwei Stoffbändern zwischen zwei Halbrollen. Als Kopfunterlage dient eine mittelgroße Zellstoffrolle, die durch ihre weichere Konsistenz und Veränderlichkeit den Kopfrollen überlegen ist.

Wie eingangs erwähnt, benutzen wir bei jodüberempfindlichen Menschen und bei Patienten unter 14 Jahren prinzipiell als Desinfizienz Diozol.

Lagerung bei Operationen der Mundhöhle und Gaumenspalten (Abb. 24)

Diese Lagerungen ähneln im wesentlichen denen der Gesichts- und Schädeldefektoperationen. Die Unterscheidung liegt darin, daß der Oberkörper leicht gebogen auf annähernd horizontal gestellter Rückenlehne liegt und der Kopf über die gepolsterte obere Kante im Winkel von 45 Grad herabhängt. So wird es dem am Kopfende des Patienten sitzenden Operateur möglich, bequem die Mundhöhle zu übersehen. Der Mund des Kindes wird mit dem *Diefenbach*schen Spreizer offengehalten, die Narkose kann mit Hilfe des *Braun*schen Narkoseapparates durchgeführt werden. Manche Operateure bevorzugen die Lokalanästhesie mit einem leichten, vorbereitenden rektalen Narkotikum u. ä.

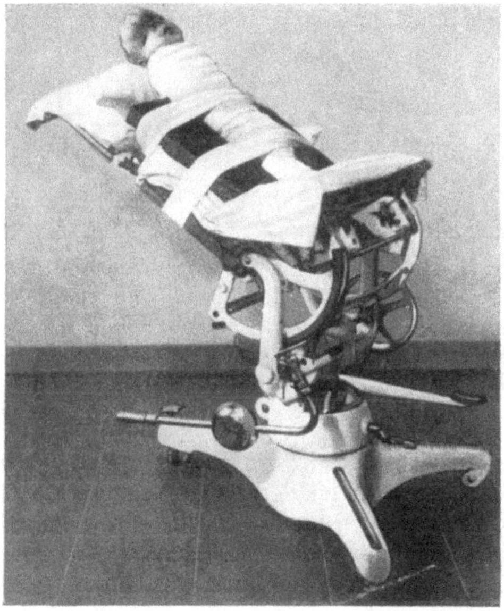

Abb. 23

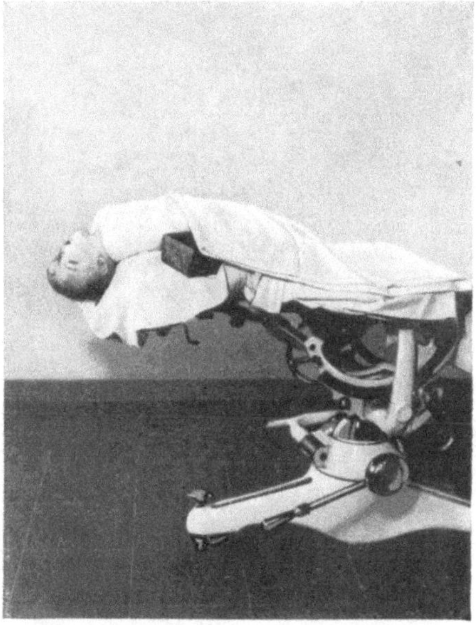

Abb. 24

Da das Operieren im Bereich des Gesichtsschädels die Anwendung der sonst bei Narkosen üblichen Gesichtsmasken nicht erlaubt, ferner eine extrapulmonale Narkose (i.v. Narkose und Mastdarmnarkose) bei Kindern oft gefährlich ist, legen wir zur Äthernarkose einen Schlauch durch die Nase in den Rachenraum. Beim *Braun*schen Apparat hängt der Ätherbehälter, durch den mit Hilfe eines Ballons Luft in dieses Schlauchsystem gepreßt wird, an einem Gurt auf der Brust des abseits stehenden Narkotiseurs. Dieser kleine Apparat ist auf Abb. 66 rechts dargestellt. Um ein Überfließen des Äthers zum Patienten zu vermeiden, wird zwischen Narkoseapparat und Patient eine *Martin*-Kugel dergestalt eingeschaltet, daß der *Salz*sche Sporn vom Schlauchsystem des Patienten wegsieht (umgekehrt wie bei der intravenösen Infusion). Bei kurzdauernden Narkosen kann bei Gesichtsoperationen auch eine ,,sterile Äthertropfnarkose" durch den ,,sterilen Narkotiseur" mit der *Schimmelbusch*-Maske ausgeführt werden.

Nierenlagerung mit und ohne Seitenhalter (Abb. 25)

Der Nierenkranke liegt in gestreckter Seitenlage leicht rückwärts geneigt mit der gesunden Seite seiner Lendengegend auf der Hochlagerungsbrücke. Zur Fixierung dieser Lage bringen wir auf der Vorderseite der Oberschenkel eine Rolle, auf ihrer Rückseite bis zum Gesäß einschließlich die Halbrolle an. Um die Rollen, die die Oberschenkel zwischen sich bergen, wird der breite Lederriemen rückenwärts zugezogen, also nach der Seite der gewünschten Körperneigung. Zur Hervorlagerung werden die Beinplatten

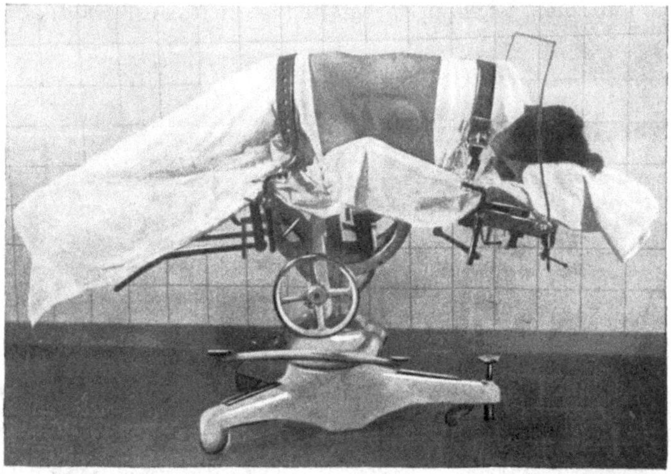

Abb. 25

stark, die Rückenlehne mäßig abwärts gestellt. Nach Eintritt der tiefen Narkose lagern wir das Operationsgebiet durch Hochdrehen der Hochlagerungsbrücke vor. Die Schnittgegend ist somit der höchste Punkt der erkrankten Körperseite. Bei dieser extremen Stellung muß vor der Beschädigung des Kranken (Quetschungen durch Kanten der Hoch-

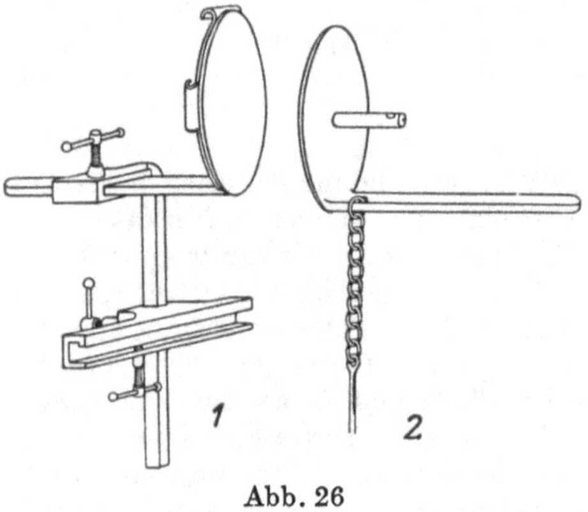

Abb. 26
*Klumpp*sche Seitenstützen ohne Kugelgelenk

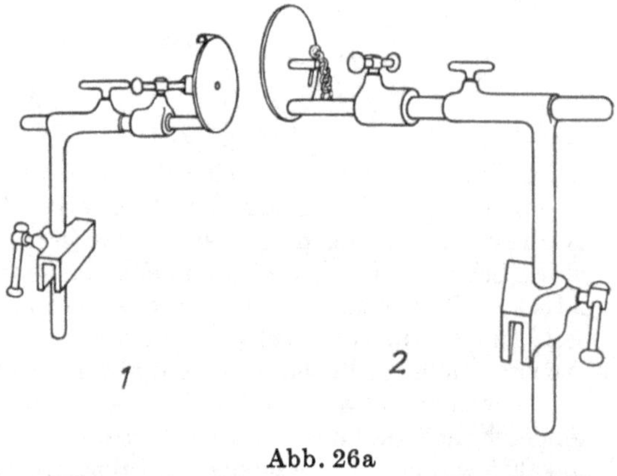

Abb. 26a
*Klumpp*sche Seitenstützen mit Kugelgelenk und vereinfachte Aufsetzklaue für die Tischrandleisten

lagerungsbrücke) gewarnt werden. Sie kann, wie einleitend erwähnt, nur sachgemäß nach völliger Entspannung durch das tiefe Toleranzstadium der Narkose erreicht werden. Sie stellt einen Prüfstein für die Geschicklichkeit des Pflegers dar.

Diese Seitenlagerung wird anstatt durch Rollen besser durch die sogenannten Seitenhalter bzw. durch die „*Klumpp*schen Seitenstützen" bewerkstelligt. Sie werden am Operationstisch so angebracht, daß die Handteller (Abb. 25) auf der Rückseite des Erkrankten gegen das Schulterblatt und die Gesäßbacke angesetzt werden, während sie auf der Vorderseite gegen die tischnahe Brustseite bzw. den tischnahen Beckenkamm sich stemmen. Ein weiterer Vorteil der Seitenstützen ist darin zu erblicken, daß durch die Armierung von Haltevorrichtungen Lederriemen von den Handtellern über den Körper des Patienten zu dessen Stabilisierung gespannt werden können. Durch ein Kugelgelenk der Seitenstützen ist die Anlegung des Handtellers an den Körper in allen Ebenen möglich. (Weitere Anwendungsarten der Seitenstützen nach *Klumpp* siehe später.) Bei der Nierenlagerung wird der nach oben sehende und in einer Oberarmschiene fixierte Arm am Kopfbügel senkrecht erhoben befestigt. Der tischnahe Arm wird im Ellbogen rechtwinklig gebeugt ebenfalls am Narkosebügel aufgehängt. Bei sämtlichen Operationen in Seitenlagerungen (siehe Thoraxeingriffe usw.) erhöht sich die Stabilität der Lagerung durch Einlegen des emporgehobenen Armes in einen Beinhalter, der an der Tischrandleiste kopf- und gesichtswärts eingeschoben und am Kopfbügel befestigt wird (siehe Seite 39).

Lagerung zur Milzoperation (Abb. 27)

Die Stellung zur Milzoperation kann der Blinddarm- und der Nierenlagerung entsprechen. Die rein seitliche Lagerung erleichtert bei der stark vergrößerten Milz (Blutkrankheit) die Entnahme des Organs. Der Körper wird etwa um 30–45 Grad rückwärts geneigt. Gerade hierbei haben sich die „*Klumpp*schen Seitenhalter" (Kugelgelenk) bewährt.

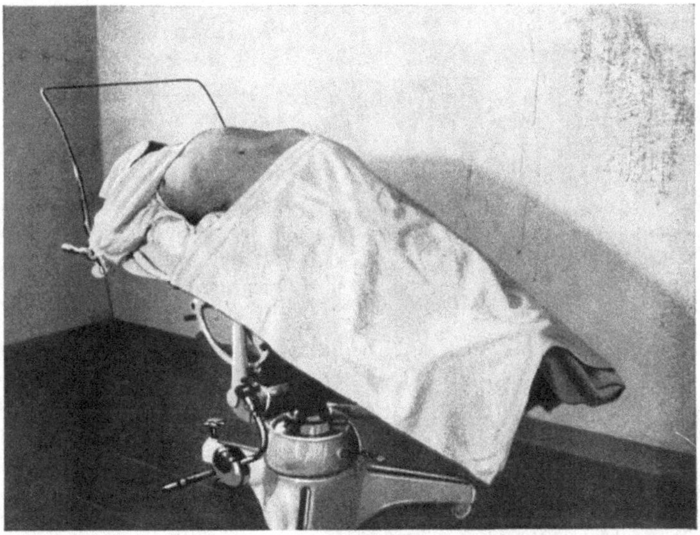

Abb. 27

Lagerung bei Blasenoperationen (Abb. 28)

Bei dieser Operation stellt die Blasengegend den höchsten Punkt der Körperoberfläche dar. Die Beinplatten werden durch die Beinhalter ersetzt, die im Winkel von 30—45 Grad gespreizt werden. Unter die Blasengegend schieben wir ein flaches Kissen. Bei sämtlichen

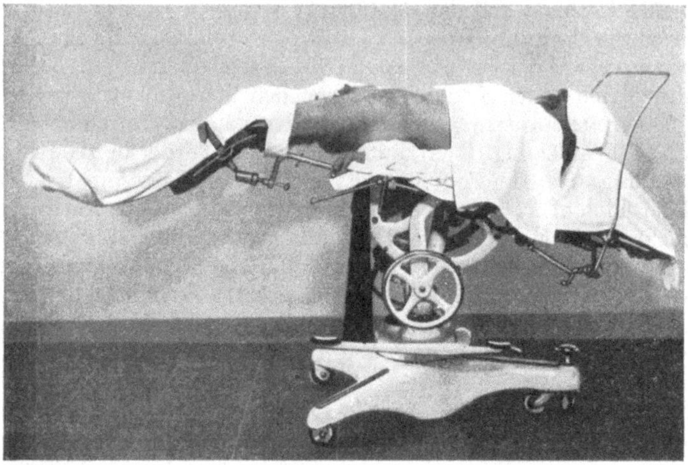

Abb. 28

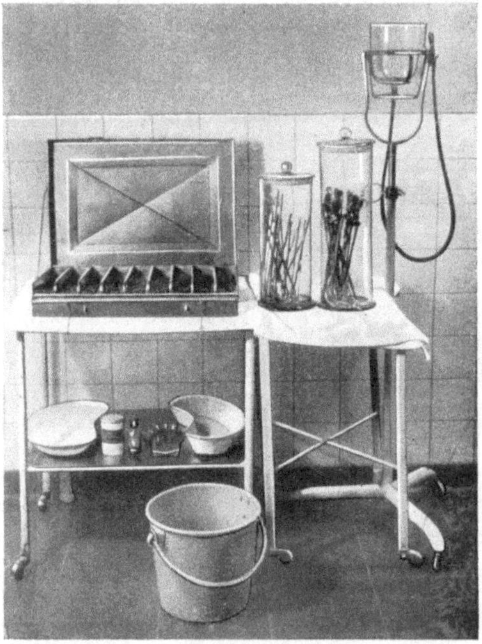

Abb. 29

Stellungen mit gespreizten Beinen pflegen wir den Kranken gegen Unterkühlung weiße Moltonstrümpfe anzuziehen. Wie Abb. 28 zeigt, werden die Beinhalter und die Rückenlehne leicht abwärts geneigt.

Sollte eine Rückenmarksbetäubung Anwendung finden, so wird je nach Eigenheit des Mittels der Kopf hoch- oder tiefgelagert. Diese Lagerung ist nach Vorschrift für 1–2 Tage auf der Station im Bett beizubehalten.

Es ist selbstverständlich, daß der Operationssaalpfleger alle urologischen Instrumente bei Eingriffen in der Blasen- und Genitalgegend zur Hand hat. In unserer Klinik findet ein Metallkasten mit mehreren Fächern, in denen Katheter, Bougies und andere Instrumente aufbewahrt sind, Verwendung. Jedes Fach des Metallkastens ist steril. Ein Irrigator mit Zusatzstücken, Gleitmittel, Gummihandschuhe, Katheterverschlußstöpsel usw. müssen weiterhin griffbereit zusammengestellt sein („Katheterkasten nach

Klumpp“ [Abb. 29]). Der sonst bei Operationen am fahrbaren Infusionsständer hängende Irrigator kann auch mit einer zusätzlichen Verlängerungsschiene am Operationstisch befestigt werden (an der Tischrandleiste oder an der Armlagerungsschiene).

Lagerung bei Hämorrhoidenoperationen (Abb. 30)

Die Stellung des Tisches bzw. die Lagerung des Oberkörpers des Patienten entspricht der Abbildung 28. Die Beinhalter werden bei dieser Stellung jedoch stark hochgeschoben und nach oben gekippt. Die (unter Magenlagerung) beschriebene Vorrichtung zur elektrischen Koagulation ist bei diesem Eingriff vorsorglich anzulegen. Die Schulterhalter siehe unter Abb. 31.

Lagerung zur gynäkologischen Untersuchung und zu Operationen von der Scheide aus

Die Stellung zu diesen Eingriffen entspricht der Lagerung auf den üblichen frauenärztlichen Untersuchungstischen.

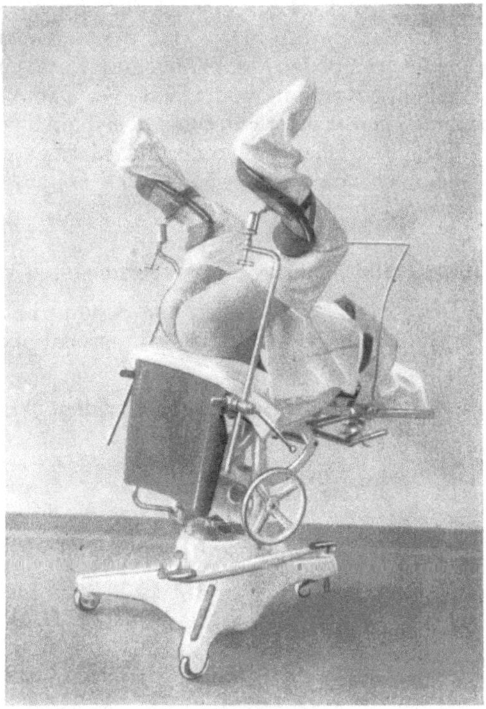

Abb. 30

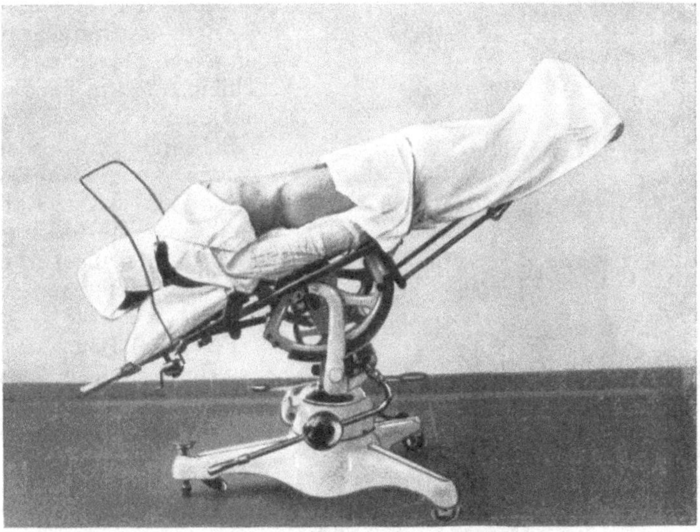

Abb. 31

Das Prinzip der Lagerung ist der Abb. 30 zu entnehmen. Variationen ergeben sich aus der Art der Operation, sie sind der Eigenheit der Chirurgen anzupassen. Ein am Beckenende bis zum Boden herabhängendes Kautschuktuch schützt den Tisch vor Verunreinigung, eine Schale auf dem Boden hat den Zweck, die Flüssigkeiten aus der Operationsgegend aufzufangen (Spültrichteranlage siehe Abb. 10).

Sämtliche Operationen des Mastdarmes werden in zwei verschiedenen Lagerungen vorgenommen. Man unterscheidet den ersten, abdominalen Akt und den zweiten, sakralen Akt des Eingriffs.

Steile Trendelenburg-Lagerung zum ersten Akt (abdominal) der Rektumoperation (Abb. 31)

Der ganze Tisch, an dem die Schulterhalter angebracht sind, wird kopfwärts gekippt. Unter dem Becken des Erkrankten liegt ein Ausgleichskissen.

Lagerung zum zweiten (sakralen) Akt der Rektumoperation (Abb. 32 und 33)

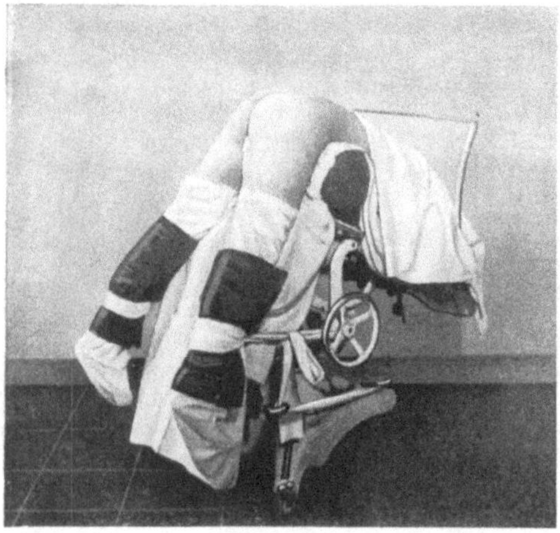

Abb. 32

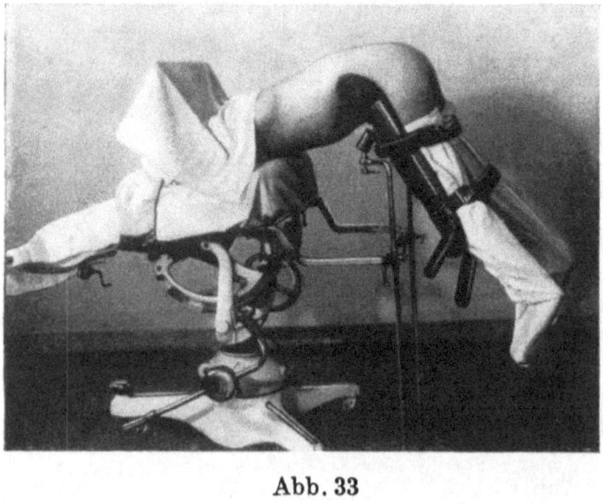

Abb. 33

Die Beinplatten werden stark abwärts gestellt und im Winkel von etwa 30-45 Grad gespreizt. Der Tisch ist kopfwärts gekippt, der Kranke wird in Bauchlagerung entweder mit der Unterbauchgegend auf einer Rolle oder bei freischwebendem Bauch mit der Brust auf die Beckenkante des Tisches aufgelegt. Letztere Stellung wird als Bauchhängelage bezeichnet. Sie hat sich als günstige Lagerung für die meisten operativen Eingriffe im kleinen Becken mit sakralem Zugang eingebürgert. Ihr Vorteil ist in dem Gewinn der vermehrten Raumtiefe zu sehen, die sichtstörenden Darmschlingen fallen, der Schwere gehorchend, nicht in das Operationsfeld.

Bei der Bauchhängelage der Abb. 33 werden die großen Beinhalter mit einem viereckigen Rahmen an der Tischrandleiste befestigt. Die Arme des Patienten ruhen in bequemer Lage lose miteinander verschlungen kopfwärts.

Für diese Bauchhängelage wurde von Herrn Prof. Dr. *Goetze* eine eigene vorteilhafte Konstruktion angegeben, die an sämtlichen Operationstischen Verwendung finden kann. Der Vollständigkeit wegen zeigen wir zwei Skizzen, die einem Prospekt der Herstellerfirma Gustav Adolf Kleinknecht entnommen sind (Abb. 34).

Seitliche Rektumlagerung (Abb. 35)

Der Körper des zu Operierenden ruht auf der rechten Seite. Die Oberschenkel werden stark gebeugt, ebenso die Unterschenkel im Kniegelenk. Die Beine liegen auf einem Handtisch, der an der Tischrandleiste seitlich eingehakt ist. Zur Fixierung des Oberkörpers werden die *Klumpp*schen Seitenstützen benützt. Ein über die nach oben sehende Schulter

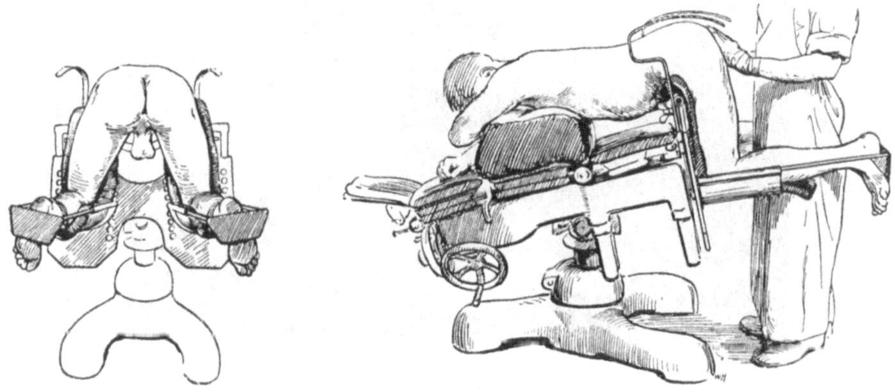

Abb. 34

gespannter Lederriemen, der am zweckmäßigsten an den Seitenhaltern befestigt wird, ersetzt die Schulterstützen, die bei der seitlichen Lagerung keine Anwendung finden können. Der ganze Tisch wird leicht kopfwärts geneigt, die Beinplatten extrem abwärts gestellt. Ein Riemen, der den Thorax überspannt und wiederum an den Handtellern der Seitenstützen angebracht wird, erhöht die Stabilität dieser Lagerung.

Lagerung bei Operationen an der Lendenwirbelsäule

(Abb. 36)

Der Kranke liegt mit dem Bauch auf einer Halbrolle, unter der ein Beckenkissen sich befindet. Die Hervorlagerung der Lendenwirbelsäule kann durch Abwärtsstellung der Beinplatten und des Kopfteils vermehrt werden. Der gleiche Effekt kann ohne Halbrolle mit der nicht kippbaren Hochlagerungsbrücke erreicht werden.

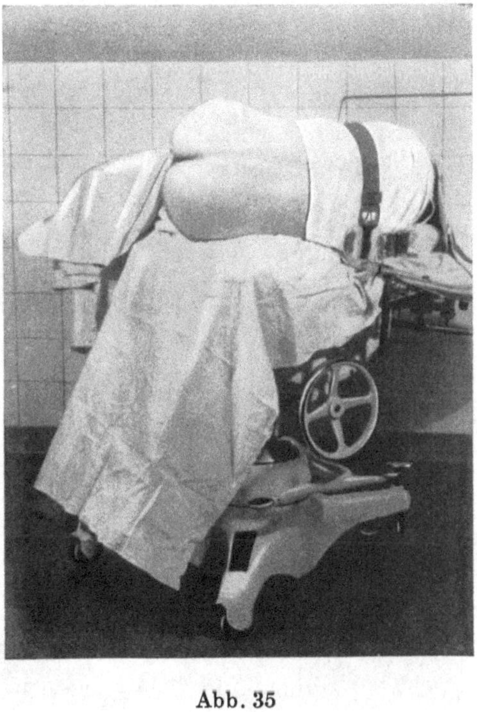

Abb. 35

Zur Aufrichtung der Lendenwirbelsäule wurde von Herrn Prof. *Goetze*, Erlangen, in einer eigenen Mitteilung berichtet. An dieser Stelle sei für die freundliche Überlassung zweier Bilder, die diese Aufrichtung in anschaulicher Weise darstellen, gedankt (Abb. 37 und 37 a).

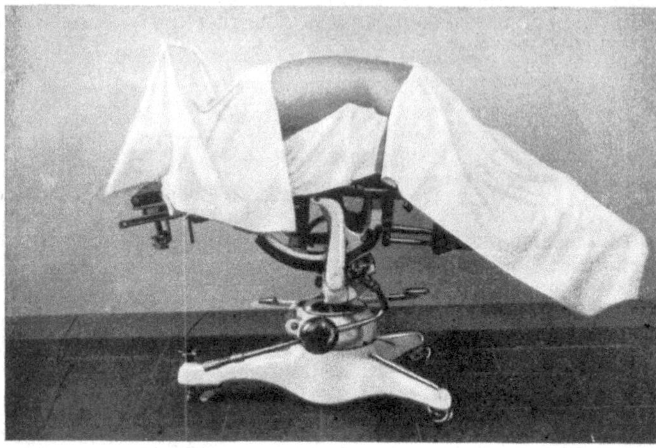

Abb. 36

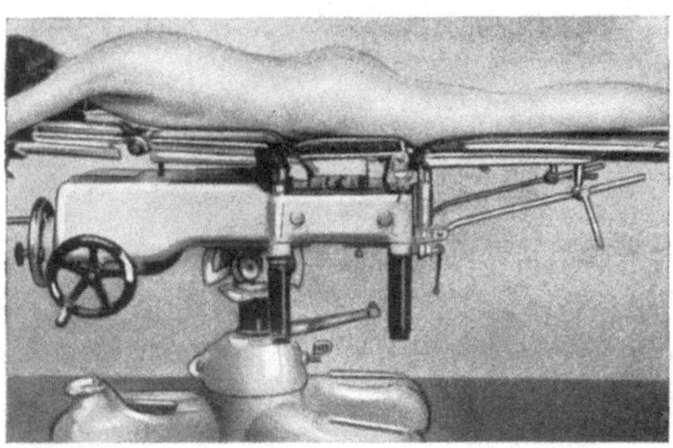

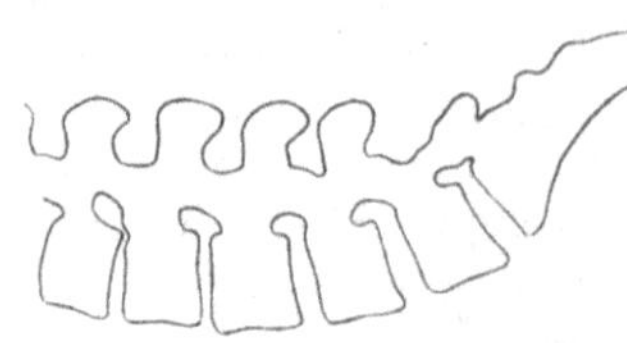

Abb. 37

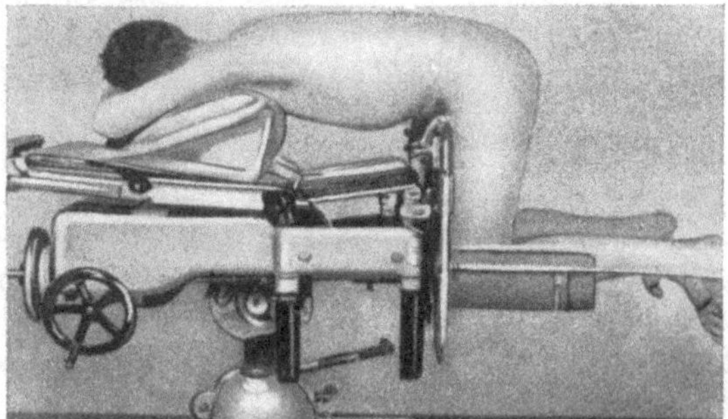

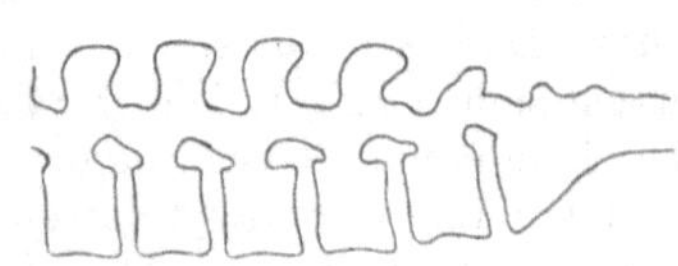

Abb. 37a

Operationen an der oberen Brustwirbelsäule (Abb. 38)

Der Tisch ist kopfwärts gestellt. Ein Unterschenkelkissen liegt quer unter dem Becken, unter der Brust liegen zwei übereinander befestigte Beckenkissen. In dieser Bauchlagerung sind Kopf und Hals stark vornüber geneigt. Der Kopf ruht auf einer Halbrolle auf dem Kopfhalter. Zwischen Rückenlehne und Kopfhalter bleibt für eine Narkose genügend Abstand. Die gepolsterten Arme des Kranken umfassen den Operationstisch, hierdurch werden die Schulterblätter seitlich aus dem Operationsfeld gezogen. Um eine bequeme Lagerung der Füße zu erzielen, empfiehlt sich, wie bei allen Bauchlagerungen unter die Fußrücken ein Kissen oder eine Halbrolle zu legen. Nach Abschluß der Operation muß das Gipsbett, das vor der Operation anzufertigen ist, bereitstehen. Um den Patienten durch häufiges Umlagern nicht zu gefährden, ist es ratsam, diesen bei schweren Eingriffen vom Operationstisch in das Bett zu legen.

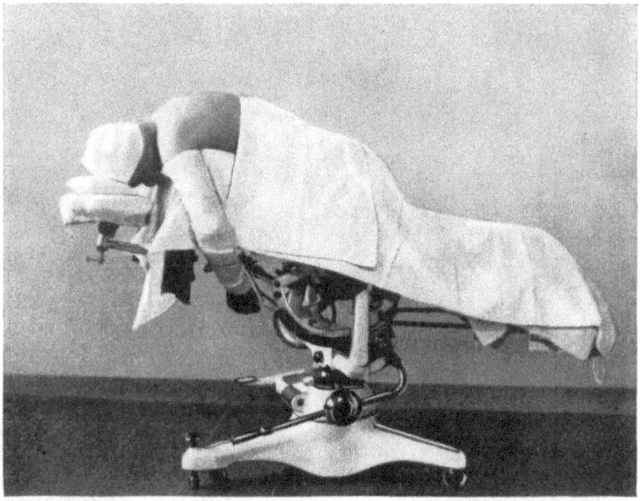

Abb. 38

Lagerungen bei Operationen am Hinterkopf (Abb. 39)

Im wesentlichen entspricht diese Stellung der vorgenannten (Abb. 38). Der Kranke hängt in den Achselhöhlen in den Schulterhaltern, das Hinterhaupt und der Nacken sind flach vorgewölbt. Ein um das Gesäß und um das Gestänge des Tisches befestigter Lederriemen verhindert mit den Schulterhaltern das Abgleiten des Patienten fußwärts.

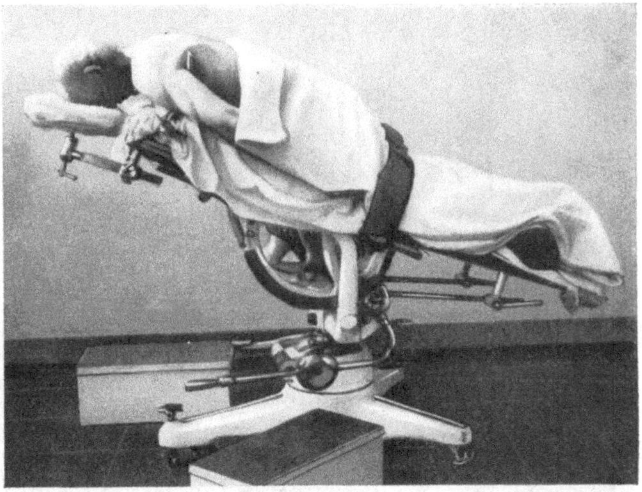

Abb. 39

Lagerung zur Deckung eines Schädeldefektes mit Fett oder mit Beckenkammspan (Abb. 40)

Der Patient liegt mit der gesunden Seite in annähernd gestreckter Stellung mit dem Becken auf der Hochlagerungsbrücke. Der gepolsterte Arm der aufliegenden Seite hängt zwischen Kopfhalter und Rückenlehne. An ihm ist leicht eine Pulskontrolle durchzuführen. Der Kopf liegt seitlich auf den Halbrollen und diese auf dem Kopfhalter. Der Oberschenkel der aufliegenden Seite wird in früher beschriebener Weise zwischen zwei Halbrollen befestigt, während das nach oben sehende Bein zur Fettentnahme frei bleibt. Der Oberkörper findet Halt durch die *Klumpp*schen Seitenstützen. Um den Patienten nicht unnötig zu belasten, wird die Hochlagerungsbrücke nur zur Spanentnahme hochgedreht. Der nach oben sehende Arm wird bauchwärts nach der Tischrandleiste hin festgebunden.

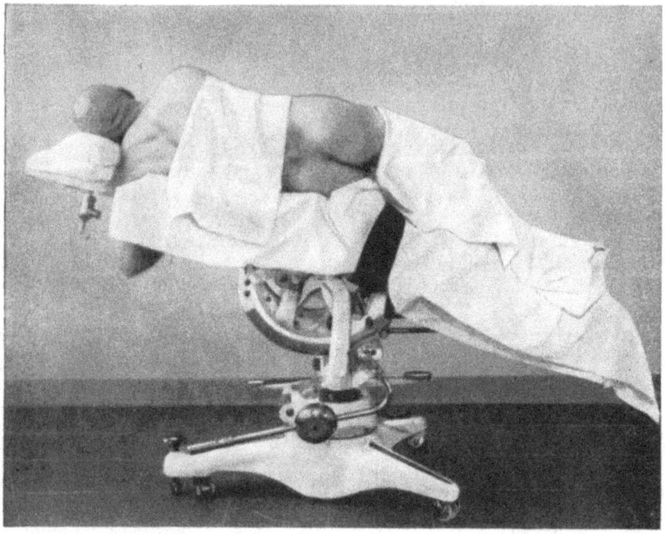

Abb. 40

Lagerung zur Thorakoplastik (Abb. 41)

Diese Stellung weist eine gewisse Ähnlichkeit mit der der Abb. 40 auf. Der Patient befindet sich in schräger Seitenlagerung. Die Fußgegenstütze wird auf die Gleitschiene der Beckenplatte so hoch aufgeschoben, daß der Patient mit dem Gesäß daran Halt findet. Dabei müssen die Beine in Hokkerstellung diese Fußgegenstütze umfassen. Zur Hervorlagerung des Thorax liegt unter diesem ein Kissen, vermehrt wird die Vorlagerung der Operationsgegend durch Senkung der Beinplatten. Bei Entfernung der ersten Rippe bleibt die Kopfrolle weg, da der Kopf nach der gesunden Seite stark geneigt werden muß. Die

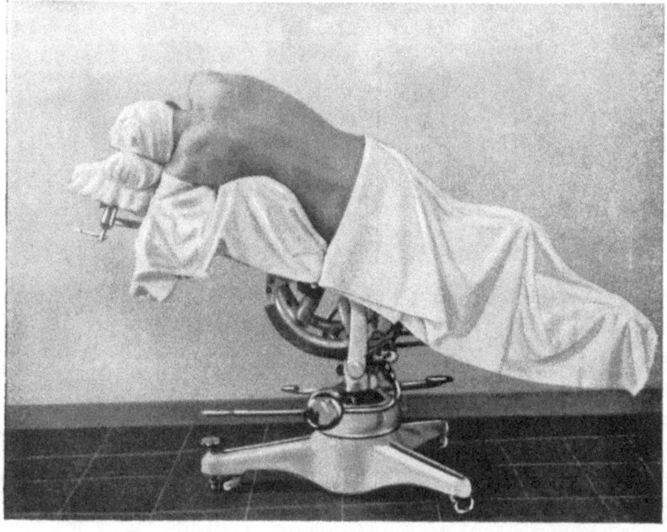

Abb. 41

Armlagerung wird in der Weise vorgenommen, wie sie für Abb. 38 bzw. Abb. 40 beschrieben wurde. Statt der Fußgegenstütze im Gesäßbereich können auch Rollen verwandt werden. Die Beine ruhen, wie wir dies für die seitliche Rektumlagerung zur Beschreibung gebracht haben, auf einem Handtisch. Die Stabilisierung des Oberkörpers erfolgt, wie oben mehrfach beschrieben, durch die *Klumpp*schen Seitenstützen. Der Arm der Operationsseite bleibt, ähnlich der Mammaoperation, frei beweglich.

Diese Lagerung hat auch Gültigkeit für die Operation des Pleuraempyems und ähnlicher Eingriffe.

Kopflagerungen

Aus der Unzahl der Kopflagerungsvorrichtungen wollen wir einige bewährte Modelle zur Beschreibung bringen. Durch den gewaltigen Aufstieg, den die Neurochirurgie im

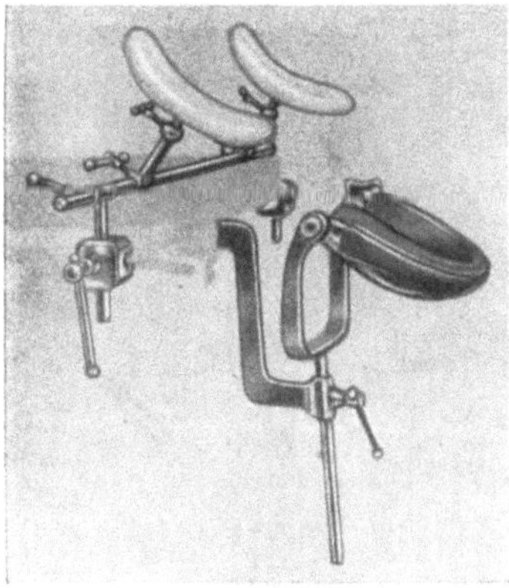

Abb. 42

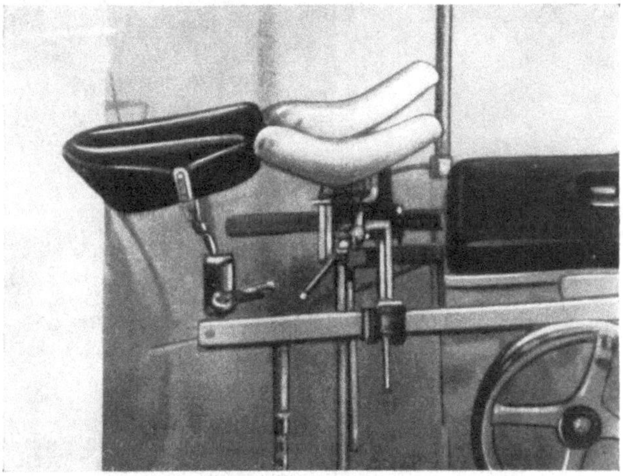

Abb. 43

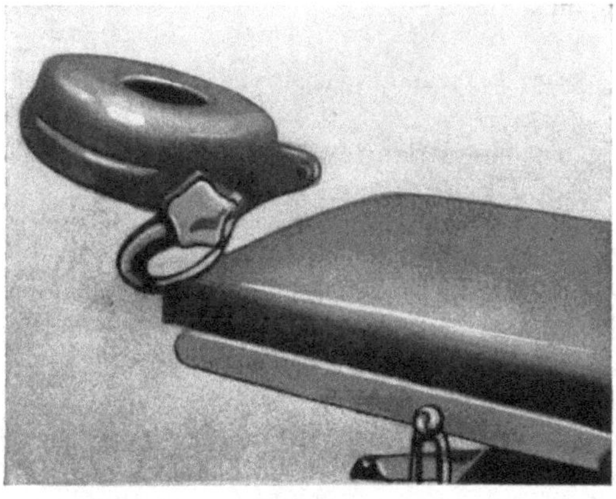

Abb. 44

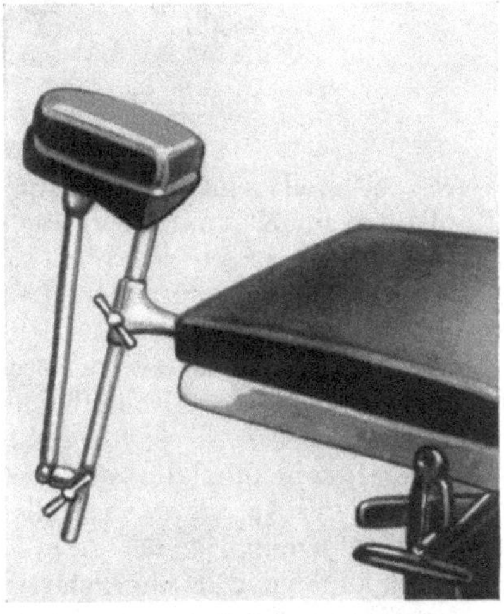

Abb. 45

letzten Jahrzehnt genommen hat, erklärt sich die Vielzahl dieser Kopfhalter. Gemeinsam ist allen Kopflagerungseinrichtungen die freie Zugänglichkeit zum Operationsgebiet bei möglichst kleiner, stabiler und bequemer Auflage.

Abb. 42 zeigt einen gepolsterten Kopfhalter für Kleinhirnoperationen. Aus dem Bild und der Anordnung des Modells ist ersichtlich, daß der Kopfhalter längs, die sogenannte Brustsütze quer zum Tisch verschiebbar ist. Außerdem ist die Möglichkeit gegeben, den Kopfhalter vertikal zur Tischachse zu verändern.

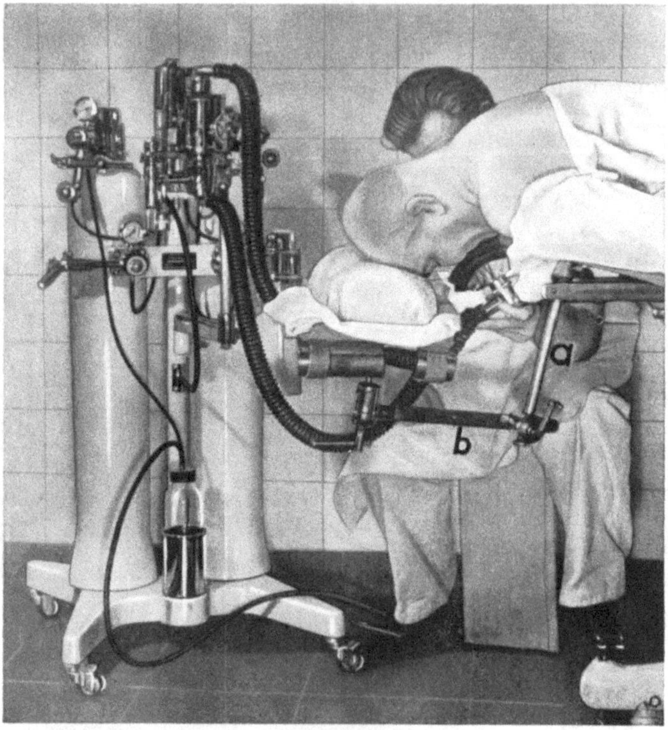

Abb. 46

Abb. 43 stellt eine im Prinzip gleiche, doch technisch etwas variierte Art einer Kopfstütze zur Kleinhirnoperation dar.

Auf Abb. 44 zeigen wir eine Kopfstütze, die einen Schwammgummiring darstellt; sie wird für Großhirnoperationen verwendet (Ventrikulographie).

Abb. 45 ist eine der vielen Abarten hiervon.

Auf Abb. 46 sehen wir den quergestellten Kopfhalter, wie wir ihn von der Beschreibung des kleinen Heidelberger Operationstisches bereits kennen. In welcher Weise eine Verstellbarkeit dieses Kopfhalters erfolgen kann, ist aus dem Bild ersichtlich. Sollte die Operation in Inhalationsnarkose erfolgen, so ist die Anordnung bzw. Anbringung der Maske und des Apparates ebenfalls dem Bild leicht zu entnehmen.

Bei dem Kopfhalter der Abb. 47 liegt der Vorteil in seiner Einfachheit. Der Kopf läßt sich annähernd in sämtlichen Ebenen stabil auflegen.

Auf diesem Bild sehen wir den Kopf des Patienten auf der einfachen Kopfstütze nach *Klumpp* gelagert. Wie aus dem Vergleich beider Bilder (Abb. 47 und 48) hervorgeht, ist auf dem Modell der Abb. 48 als Verbesserung die Verlängerung des Stabes *a* vorgenommen worden. Es ist hierdurch möglich, den Kopf nicht nur durch den Kopfhalter selbst, sondern auch durch Verstellbarkeit des gesamten Modells in der Vertikalachse zum Tisch vermehrt beweglich zu machen.

Die Abb. 49 zeigt die Kopflagerung mit einfacher Stütze. Sie hat sich in unserer Klinik bei Ventrikelpunktionen besonders bewährt. Bei der Steillagerung des Patienten müssen an den Beinplatten die Fußgegenstützen angelegt werden. Zur Fixierung des Kopfes nach vorn greifen ein oder zwei Lederriemen um die Stirn bzw. Oberlippe. Die Riemen werden am besten an einer gelochten Metallscheibe, die man zusätzlich unter der Kopfplatte anbringt, festgemacht. Je nach Kopfform und Lagerung verwenden wir verschiedene Größen dieser Kopfplatten.

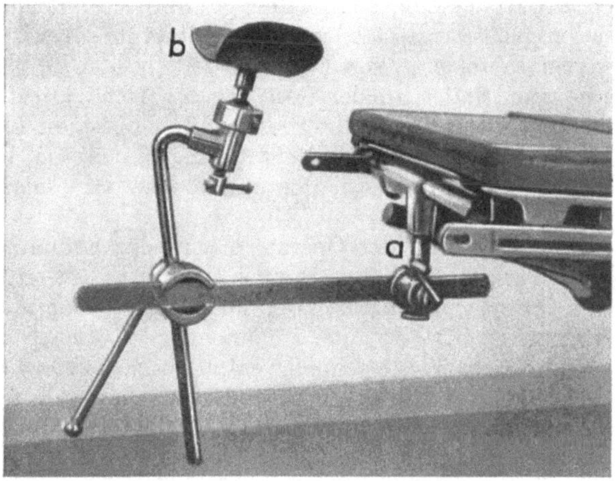

Abb. 47. Kopfstütze nach *Klumpp*

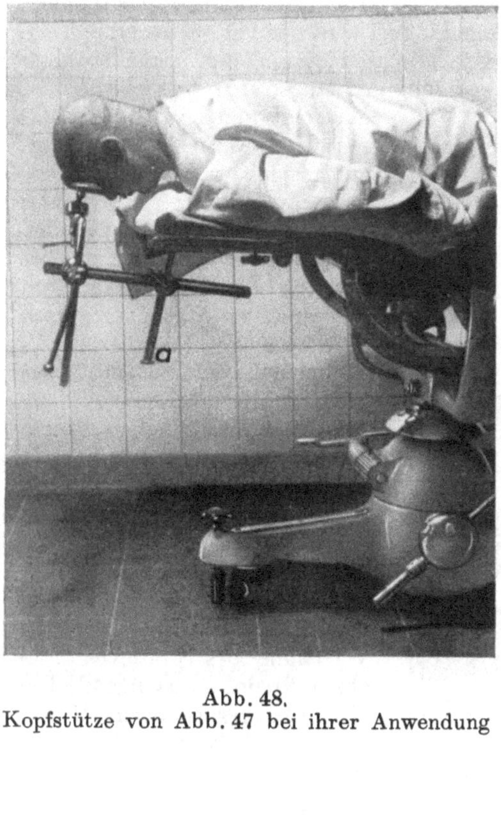

Abb. 48.
Kopfstütze von Abb. 47 bei ihrer Anwendung

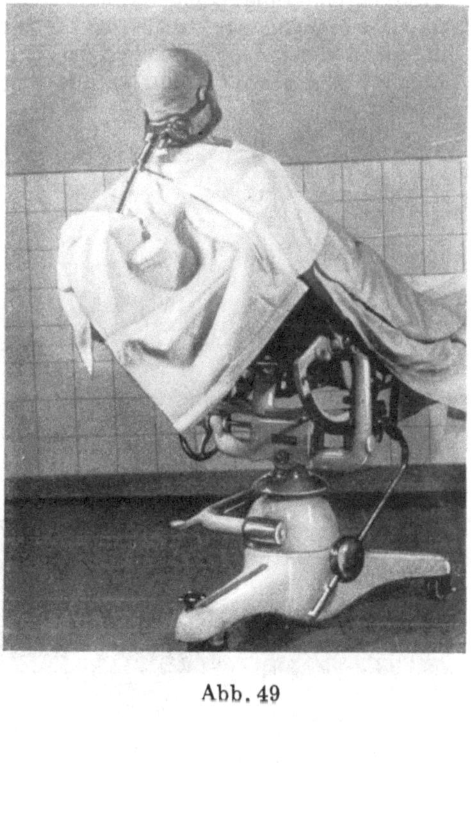

Abb. 49

Lagerung zur Hüftgelenksoperation (Arthroplastik) (Abb. 50)

Der Kranke liegt mit dem Becken auf einem Beckenkissen in Seitenlage. Der Oberkörper findet an den Seitenstützen Halt. Der Oberschenkel der gesunden Seite wird zwischen zwei Halbrollen mit einem breiten Lederriemen an den Beinplatten, die leicht bodenwärts gesenkt sind, befestigt. Die Rückenlehne kann zur Hervorlagerung des Operationsgebietes gesenkt werden. Falls vom Operateur beim Eingriff fußwärts gezogen werden sollte, ist es von Vorteil, bereits bei der Lagerung einen Gegenzug, der seinen Halt am Damm findet, um das Gestänge des Tisches anzubringen. Statt dessen kann auch während der Operation ein steriles zusammengelegtes Laken, zwischen beiden Beinen in der gleichen Weise angelegt, Verwendung finden. Die Enden dieses Tuches reichen beiderseits zum Kopf des Patienten und können dort, solange der Zug erforderlich ist, gehalten werden.

Nach Abschluß der Operation wird der Kranke zum Beckengips gelagert. Zur Vorbereitung des Tisches wäre noch nachzutragen, daß auf den seitlichen Tischrandleisten eine Querstange am Ende der Beckenplatte angebracht wird. Sie dient dazu, das Lagerungsgestell für Verbände aufzunehmen. Um nach der Operation den Tisch in der eben beschriebenen Weise schnell verändern zu können, wird die Abdeckung des Operationstisches in zwei Hälften vorgenommen. Die obere reicht vom Kopfende bis nur wenige Zentimeter über die Beckenplatte. Über diese etwas heraufreichend liegen die Abdecklaken der Beinplatten. So ist es möglich, vor der Umlagerung des Kranken auf den Rükken, die Beinplatten mit sämtlichen Tüchern schnell zu entfernen und das Lagerungsgestell nach *Klumpp* für Verbände in die Querleiste einzuhängen. Auf die Beschreibung der Lagerungsmöglichkeiten zum Verband werden wir später noch zurückkommen.

Zur Vorbereitung zu plastischen Operationen, sowohl auf der Station wie auch im Operationssaal, wäre noch einiges zu sagen. Vor dem Eingriff wird der Patient mehrere Tage hintereinander gebadet, nach dem Bad das Operationsgebiet und die Spanentnahmestelle mit Alkoholverbänden einer ständigen Reinigung unterzogen. Die Bettwäsche wird mehrmals in der Woche gewechselt. Der zweite Akt der Reinigung spielt sich im Vorbereitungsraum des Operationssaales ab. Vor der Lagerung auf den Operationstisch werden die benannten bereits vorbehandelten Körperstellen von einem steril gewaschenen Assistenten $^1/_4$ Stunde nach dem Schema ,,Fürbringer" desinfiziert (Schema der Händewaschung zur Operation). Hierzu wird der Patient auf eine Trage gelegt, Beine und Arme können zur Waschung durch Unterschiebung längsgestellter Rollen unter Fersen und Hand von allen Seiten frei zugänglich gemacht werden. Bei Waschung des Stammes muß ebenfalls der zu reinigende Bezirk frei liegen durch Unter-

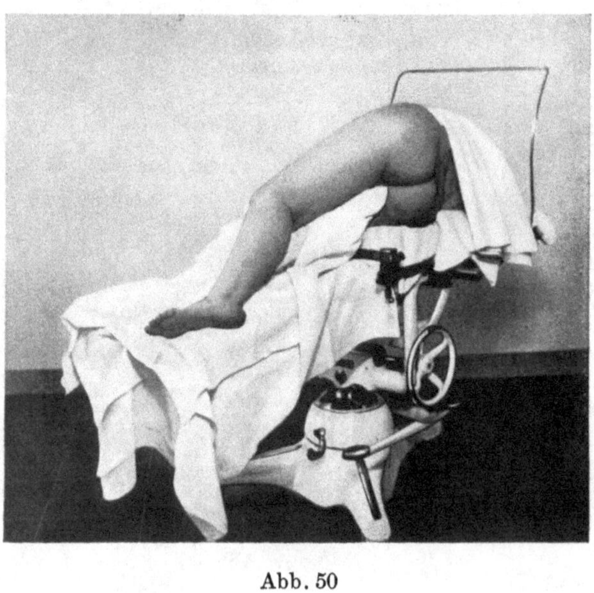

Abb. 50

legung von Kissen, da sonst die Sterilität nicht gewahrt bliebe. Erst nach Einschlagen der gewaschenen Körperstellen in sterile Tücher erfolgt die Lagerung auf dem Operationstisch zum Eingriff. Kurz davor wird erneut das gewaschene Gebiet mit Jod bestrichen. Diese Schilderung wird bewußt ausführlich gehalten, da von der Asepsis (Keimfreiheit) das Schicksal jeder plastischen Operation abhängt. Jeder Pfleger muß sich der Verantwortung zur Vorbereitung insbesondere bei solchen Eingriffen ständig bewußt sein, da eine Eiterung nach einer plastischen Operation meist nicht nur örtlich den Zustand des Patienten verschlimmert, sondern ein langwieriges Krankenlager, Allgemeininfektionen u. ä. das Leben des Operierten gefährden. Selbstverständlich verbietet sich ein plastischer Eingriff bei einer Hautaffektion (Furunkel, Eiterpusteln, Ausschläge usw.).

Lagerung zur Kniegelenksoperation (Abb. 51)

Zu dieser Lagerung wäre nicht viel zu sagen. Der Tisch steht in Normalstellung, das gesunde Bein wird auf der entsprechenden Beinplatte mit Stoffbändern fixiert, das kranke Bein je nach Eingriff durch Unterschieben eines Oberschenkelkissens unter den Ober-

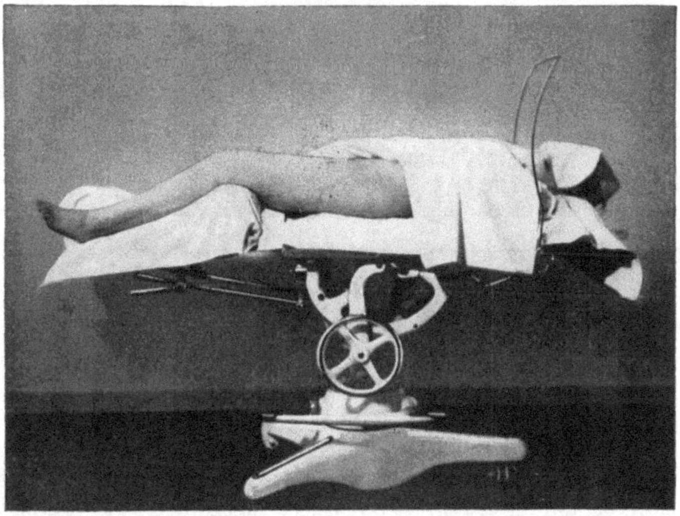

Abb. 51

schenkel bzw. einer kurzen Halbrolle unter das Kniegelenk leicht vorgelagert. Vor der Lagerung ist wie bei Abb. 50 die Querleiste angebracht und die Abdeckung des Tisches in zwei Hälften vorzunehmen, so daß auch hier der Tisch schnell zur Verbandanordnung umgewandelt werden kann (siehe Beschreibung Abb. 50). Bei den Kniegelenksoperationen bleibt das gesamte desinfizierte kranke Bein beweglich, so daß eine Fettentnahme aus dem Oberschenkel keiner eigenen Umlagerung mehr bedarf. Die Arme werden über der Brust verschlungen befestigt, da sonst die Gefahr besteht, daß der Kranke im Erregungsstadium mit seiner Hand die desinfizierte Körperstelle berührt. Die über der Brust zusammengebundenen Arme können durch ein weiteres Stoffband beiderseits an der Tischrandleiste zusätzlich fixiert werden. Diese Anordnung betrifft sämtliche Operationen — mit nur geringen Abänderungen — im Bereich der unteren Extremitäten. Ist eine starke Belastung der Beinplatten zu erwarten, so kann unter diese (Abb. 9) eine Beingegenstütze gestellt werden.

Nach Kniegelenksoperationen ist vielfach, soweit eine Ruhigstellung nötig ist, ein Beckengips zu erwarten. Es ist zweckmäßig für jeden Pfleger, sämtliche hierzu erforderlichen Maßnahmen vorher zu treffen.

Lagerung zur Schulteroperation (Abb. 52)

Der Kranke liegt halbschräg auf der gesunden Seite mit dem Becken auf der Hochlagerungsbrücke. Diese Stellung entspricht der Blinddarmlagerung bei Verwendung einer flachen Halbrolle. Der Unterschenkel wird bei plastischen Eingriffen in obenerwähnter Weise zur Spanentnahme vorbereitet. Zur Festigung des Oberkörpers dienen am Becken und am Brustkorb Seitenstützen. Bei Entnahme eines Spanes aus dem Beckenkamm trifft für diese Lagerung das zu Abb. 40 Gesagte zu.

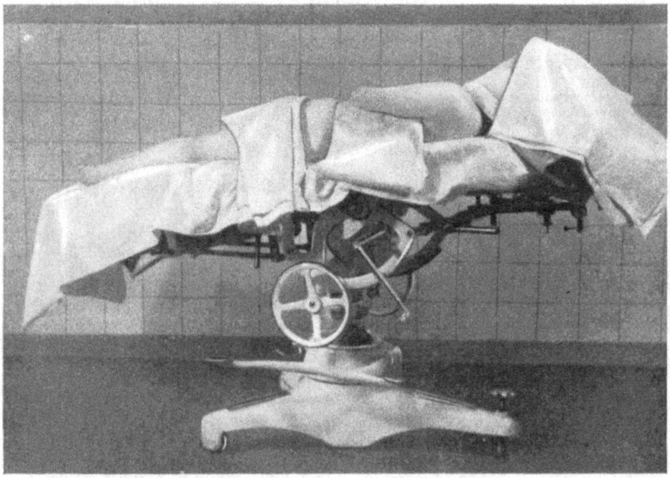

Abb. 52

Bei sämtlichen kopfnahen Eingriffen ersetzen wir den Kopf- oder Narkosebügel durch zwei Infusionsständer, um die Sterilität des Operationsgebietes zu wahren und eine Störung des Operateurs durch den Narkotiseur zu vermeiden und um mehr Raum im Operationsbereich zu gewinnen. (Näheres bei der Lagerung zur Mammaoperation.)

Nach Schultergelenksoperationen werden zur Ruhigstellung und Kontrakturvorbeugung meist Oberarm-Thorax-Gipse in direktem Anschluß an die Operation angelegt. Hierbei haken wir das noch zur Beschreibung kommende Lagerungsgestell an der Tischrandleiste in der Gegend der Beckenplatte ein und schwenken den Patienten um 90 Grad zur Längsachse des Tisches (siehe später).

Osteoplastische Operationen am Oberarm, Unterschenkel und Oberschenkel mit entsprechender Lagerung (Abb. 53, 54 und 55)

Diese Lagerung entspricht der auf Abb. 52 Gesagten, jedoch liegt der Patient etwas flacher, der Oberkörper wird leicht angehoben. Unter dem Rücken liegt eine Halbrolle, gegen die gesunde Thoraxseite wird eine Seitenstütze angedrückt. Das Bein der Spanentnahme wird gelagert wie auf Abb. 51 angegeben.

Abb. 54 zeigt zur Veranschaulichung nochmals die Lagerung der Beine zur Spanentnahme.

Bei Abb. 55, welche die Lagerung zur blutigen Oberschenkeleinrichtung mit Hilfe der Spanplastik zeigt, wird der Rücken durch eine flache Halbrolle seitlich etwas angehoben; das Becken liegt auf einem Ausgleichkissen. Das kranke Bein wird durch ein Oberschenkelkissen hervorgelagert. Die Spanentnahme geschieht aus der Unterschenkelseite des gesunden Beines, das ebenfalls durch zwei aneinandergelegte Beckenkissen emporgehoben ist. Die Abdeckung des Tisches ist in zwei Hälften vorgenom-

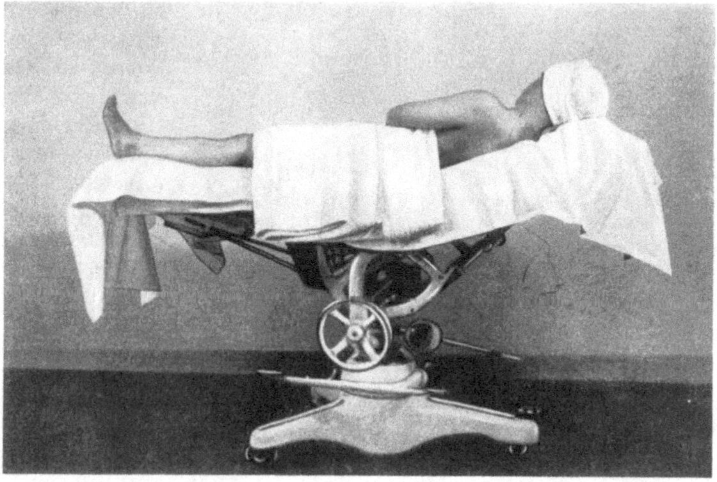

Abb. 53

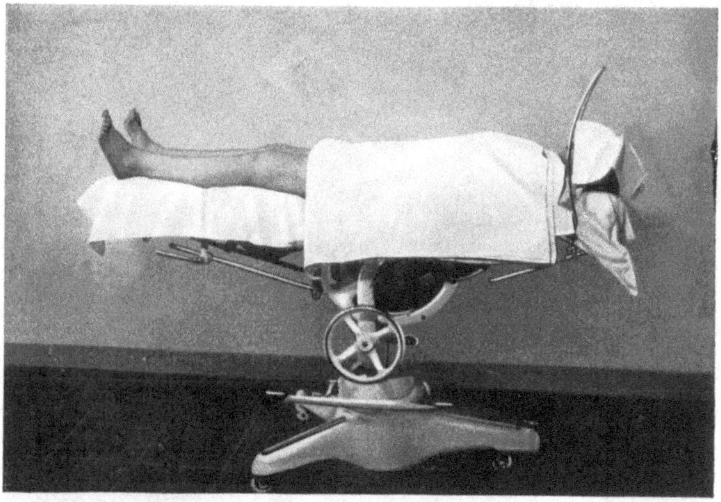

Abb. 54

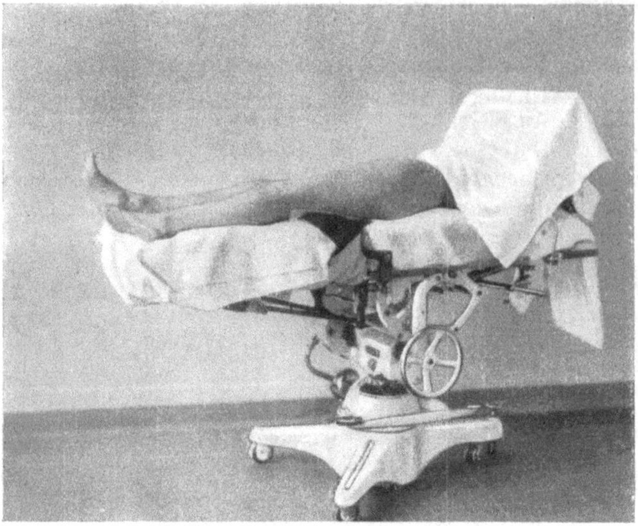

Abb. 55

men, die Querleiste angebracht (siehe oben). Die Schräglagerung der Becken- und Lendengegend wird durch die Seitenstützen gewährleistet. Nach Abschluß der Operation werden die Beinplatten abgehängt und der Patient mit dem Damm bis zum Beckendorn fußwärts gezogen. Auf diese Weise ist die Anlegung eines Beckengipsverbandes mühelos möglich. Die Beine werden von je einem Assistenten gehalten. Die Anbringung eines Gegenzuges ist bei diesem Eingriff erforderlich. (Gegenzug siehe Abb. 50.)

Lagerung zur Oberschenkelamputation (Abb. 56)

Der Patient liegt in Rückenlage auf dem Tisch, nach Art der Anästhesie (lumbal, Äthernarkose usw.) wird die Tischlage verändert. Das Becken ist durch Unterlegen eines Ausgleichkissens von der Tischplatte hochgehoben und möglichst fußwärts zur Sitzplatte und seitlich zur Tischkante gelagert. Damit ist eine freie Beweglichkeit des zu amputierenden Beines gewährleistet. Die Befestigung des gesunden Beines erfolgt auf der ent-

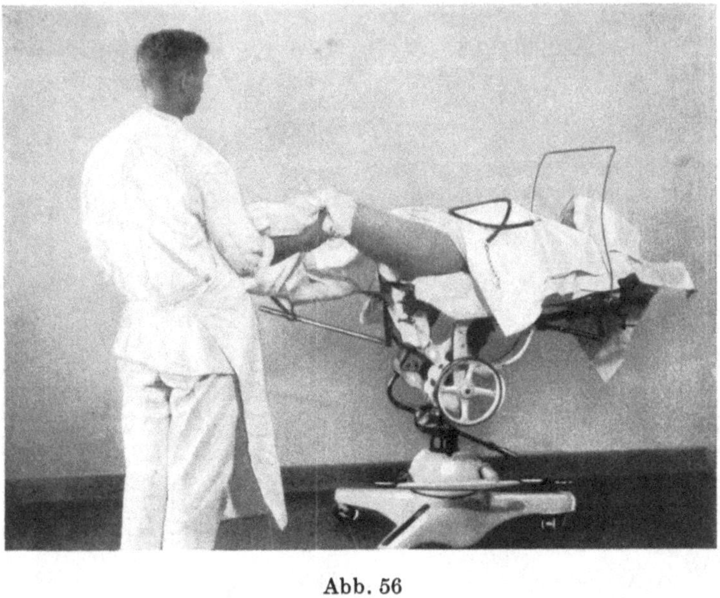

Abb. 56

sprechenden Beinplatte. Die Beinplatte der Seite des erkrankten Beines fällt zur Erhöhung der Beweglichkeit weg, das zu amputierende Bein wird durch einen Assistenten in der auf Abb. 56 dargestellten Art gehalten. Zu Beginn der Operation wird die Blutleere wie folgt angelegt:

Hochhalten des gestreckten Beines während der Dauer von 10 Minuten und Ausstreichung desselben herzwärts bzw. Ausbindung. Anlegung der *Esmarch*schen Blutleere am Oberschenkel nach Unterpolsterung der Abschnürungsstelle zum Schutze gegen Druckschädigung. Die Querleiste gestattet das Einhängen des Lagerungsapparates.

Der Stumpf wird durch eine bogenförmige Pappschiene vor Druck geschützt. Über die gepolsterte Pappschiene wird der Verband angelegt, der bei Oberschenkelamputationen das Becken und den Unterbauch mit umfaßt.

Lagerungen zum Verband

Die gebräuchlichsten Becken- und Schulterstützen

Auf Abb. 57 sind zu sehen:

1. Beckenstütze nach *Borhardt-Braatz*, kreuzförmig;
2. Beckenstütze nach *Borhardt-Braatz*, hufeisenförmig;
3. Beckenstütze nach *Adlercreuz*, mit abnehmbarer Platte;
4. Beckenstütze mit zungenförmiger Platte;
5. die gleiche Beckenstütze, zusammengelegt.

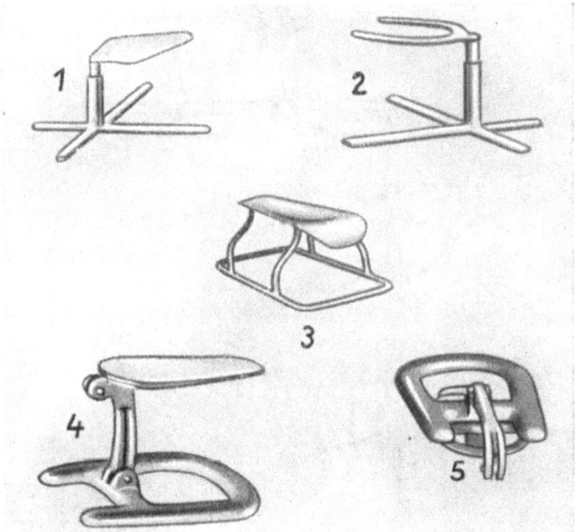

Abb. 57

Den gezeigten Beckenstützen haftet gemeinsam ein großer Fehler an: Wegen des geringen Beckenabstandes vom Tisch nur mangelhafte Zugänglichkeit zur Rückenseite des Erkrankten. Auf Abb. 58 ist der Beckenabstand vom Tisch wohl zu vergrößern, jedoch ist eine Umlagerung des Patienten und die Unterpolsterung des Oberkörpers nötig, um eine zu starke Knickbildung im Lenden- und unteren Brustwirbelbereich zu vermeiden. Um diesen Fehlern aus dem Wege zu gehen, wurde von *Klumpp* ein eigener Lagerungsapparat für die Anlage von Verbänden an Frischoperierten angegeben.

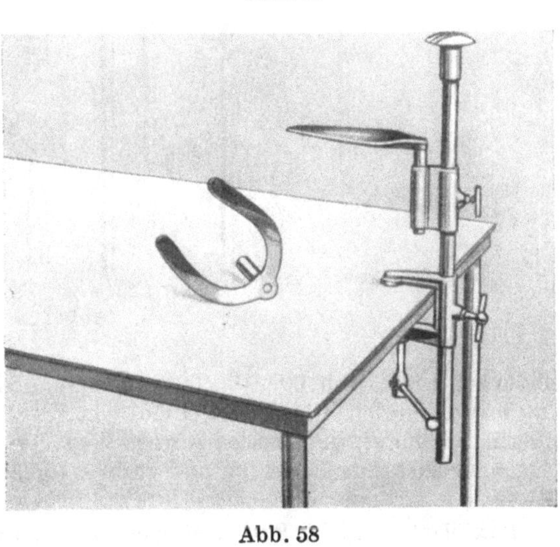
Abb. 58

Das Lagerungsbänkchen besteht aus einer abgewinkelten Doppelschiene, bei der ein Ende in die Tischrandleiste des Operationstisches eingehängt, das andere Ende von einem vertikal verstellbaren Fuß getragen wird.

Auf den Lagerungsapparat kann nach Bedarf das Zusatzbehör auf Schlitten aufgesteckt werden. Die Anwendung der einzelnen Zubehörteile ist auf den kommenden Ab-

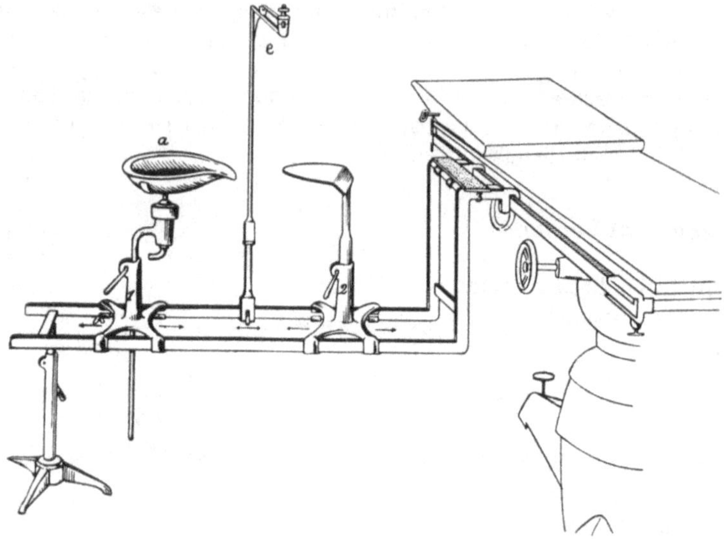

Abb. 59. Lagerungsapparat[1] nach *Klumpp*

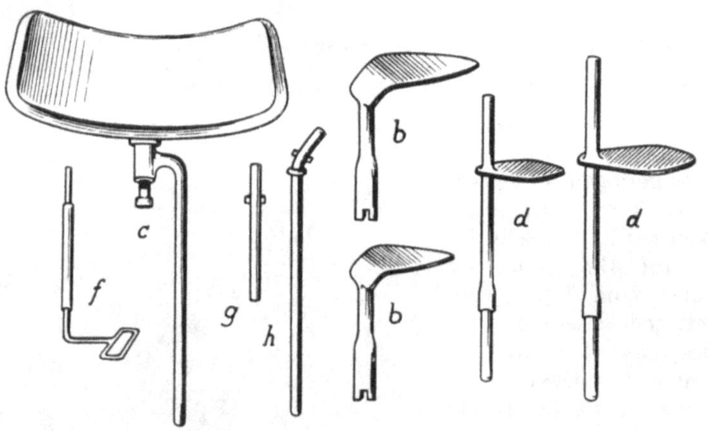

Abb. 59a

bildungen (siehe Abb. 60, 60a, 60b und 60c) ersichtlich. Auf die Vorzüge dieses Apparates wurde imZbl. Chir. Nr. 4 (1930) von *Fohl* hingewiesen. Im Gegensatz zu den sonst üblichen Schulter- und Beckenstützen liegt der Vorteil dieses Bänkchens in der freien Zugänglichkeit zum Patienten und darin, daß der Kranke, nur um 90 Grad geschwenkt,

[1] Herstellerfirma: F. L. Fischer, Freiburg i. Br., Am Martinstor.

auf dem Operationstisch liegenbleiben kann. Mit den Stützen sind die gewünschten Körperhaltungen zum Verband leicht zu erreichen. Das Lagerungsbänkchen kann an sämtlichen Tischen, Bahren usw. Verwendung finden.

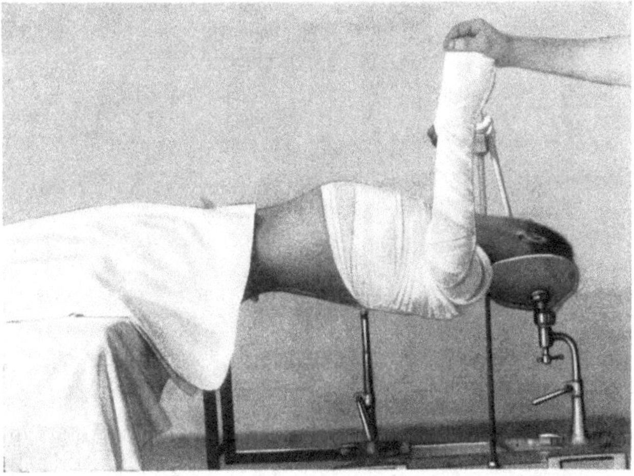

Abb. 60

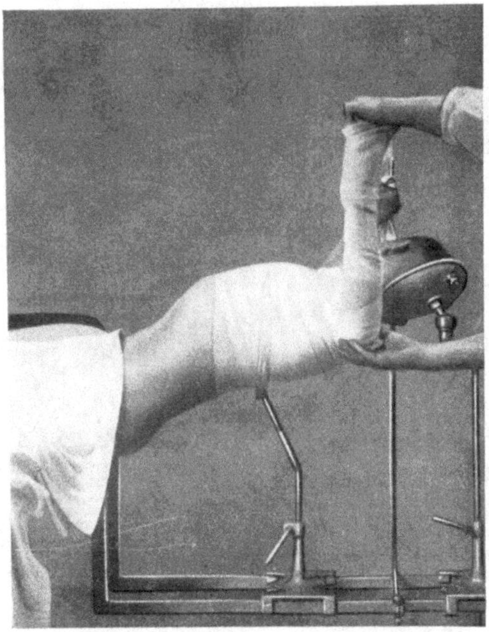

Abb. 60a

Die horizontale Beckenlagerung entspricht im Prinzip den Lagerungen des Oberkörpers. Es werden hierbei die Beine bzw. das Becken auf die unterstützenden Zubehörteile des Bänkchens gelagert. Auch hier ist nur eine Drehung des Patienten um 90 Grad erforderlich. Zweckmäßigerweise zieht man den Erkrankten fußwärts auf das in der Längsrichtung des Tisches stehende Lagerungsgestell.

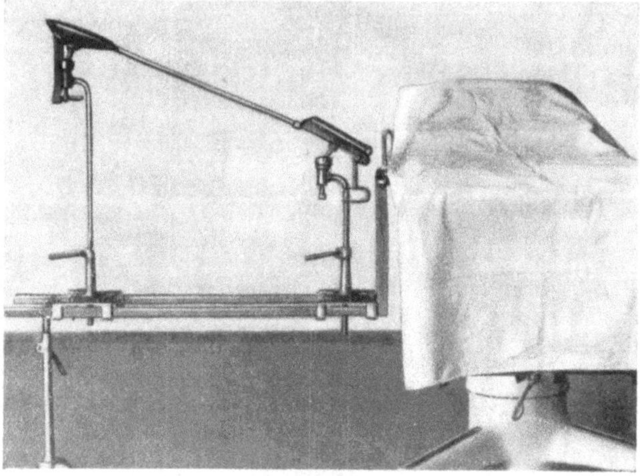

Abb. 60b

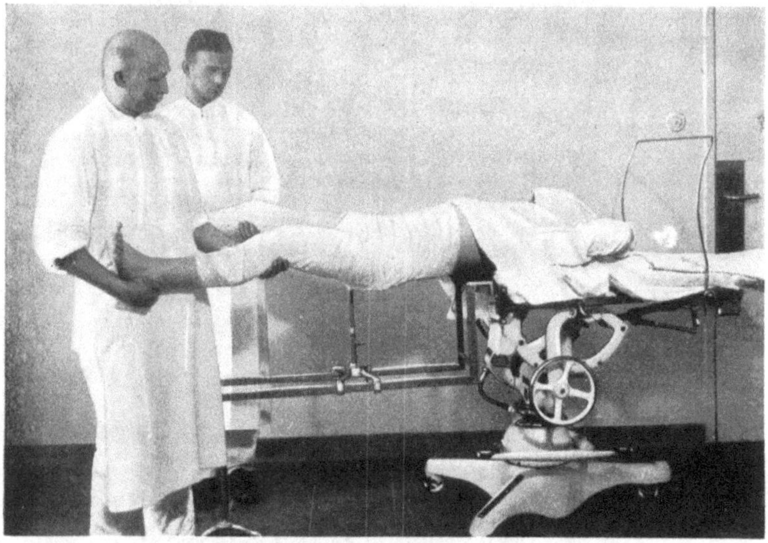

Abb. 60c

Weitere Lagerungen zu Eingriffen im Thoraxraum

Lagerung zu Herzoperationen (Abb. 61)

Wird der operative Eingriff aus der Mittellinie z. B. durch Brustbeinspaltung vorgenommen, so liegt der Patient (wie auf Abb. 61) mit durch Unterpolsterung vorgelagerter Brust nach der Anordnung der Mammaoperation bzw. Mammaplastik auf dem Rücken bei leicht angehobenem Oberkörper. Beide Arme werden unter dem sterilen Abdecktuch an zwei Infusionsständern aufgehängt.

Sollte der Zugang seitlicher, z. B. vom Rippenbogenrandschnitt aus, gewählt werden, so ist der Oberkörper schräger zu lagern. Einzelheiten sind aus den Abbildungen und den früher genannten Beschreibungen ersichtlich.

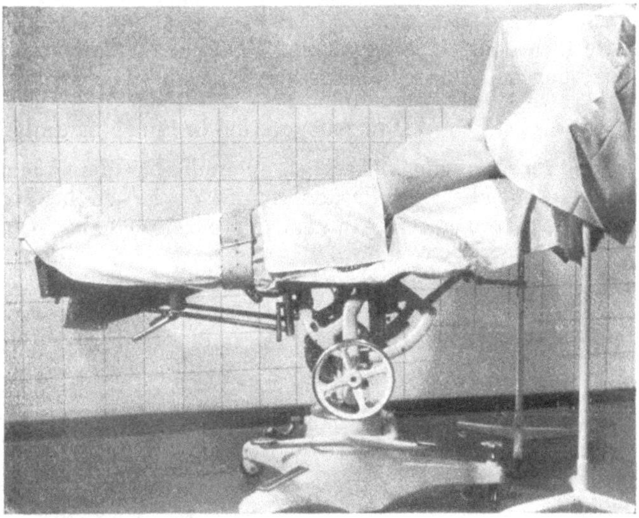

Abb. 61

Herz- und Lungenoperationen in Seitenlage (Abb. 62)

Bei sämtlichen Seitenlagerungen empfiehlt es sich, den Kranken nicht auf die Tischmitte, sondern auf die dem Operateur zugekehrte Seite zu lagern (siehe Seite 18, 26, 30, 39).

Der Patient liegt auf seiner gesunden Seite. Diese Stellung wird durch die Seitenstützen (Stütze gegen vordere Brustseite, auf dem Bild nicht sichtbar) und durch damit verbundene Lederriemen gehalten; den Oberarm hängen wir an einem einseitigen Galgen oder Beinhalter (siehe Seite 19) auf, die Hervorlagerung des Operationsgebietes wird in ähnlicher Weise wie bei der Niere durch Unterlegen einer Halb- bzw. aufblasbaren Gummirolle unter dem Thorax erreicht. Bei großen Patienten kann diese Hebung der erkrankten Brustseite auch durch die Hochlagerungsbrücke erzielt werden. Da bei diesen Eingriffen meist eine Intubation bei Curarelähmung und Inhalations-

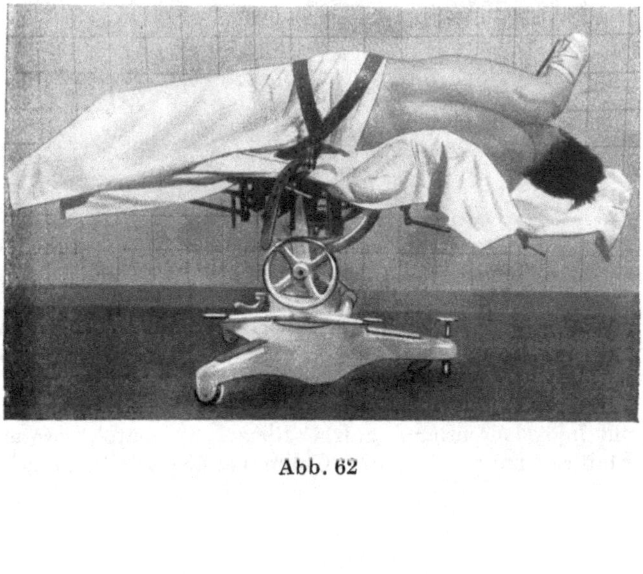

Abb. 62

narkose notwendig ist, wird der gesamte Tisch etwas kopfwärts geneigt. Ein Bein ist in früher beschriebener Weise ungestaut zur Infusion zu fixieren. Es ist auf genügend Raum zwischen Rückenlehne und Kopfplatte zum Durchhang des Armes der aufliegenden Seite zu achten. Dieser Arm wird auf einer Armschiene gelagert. Lagerung ohne diesen „Armdurchhang" leistet gleichgute Dienste.

Bei Operationen der Speiseröhre wird die gleiche Stellung eingenommen. Nach Wunsch des Operateurs kann zur besseren Übersichtlichkeit der Körper schon bei der Lagerung oder auch nachträglich durch Tischkippung etwas geneigt werden. Bei Eingriffen an der oberen Speiseröhre wird die Stellung ähnlich der Abb. 20 eingenommen.

Bei Operationen der Speiseröhre von hinten verwenden wir ebenfalls die Seitenlagerung, jedoch wird der Arm nicht an einem Galgen aufgehängt, sondern zur Vergrößerung des Raumes zwischen Wirbelsäule und hinterem Schulterblattrand von einem Assistenten stark bauchwärts gezogen. Der Körper wird diesmal leicht bauchwärts geneigt. Die unterlegte Halb- oder Gummirolle liegt am oberen Ende des Thorax in der Achselhöhle. Die Fixierung der Lage geschieht wiederum durch die Seitenstützen.

Lungenoperation in Bauchlagerung (Abb. 63)

Die Anordnung des Tisches entspricht der der Rückenlagerung zur Freilegung der Lunge, jedoch liegt der Patient auf der Vorderseite des Körpers bei freihängendem Bauch zur Erleichterung der Atmung. (Präparation eines Beines zur Infusion und Schultergegenstützen dürfen nicht vergessen werden.)

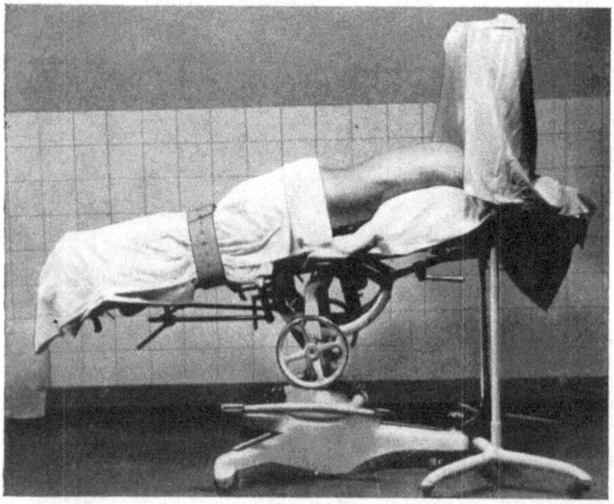

Abb. 63

Das Narkoseinstrumentarium

Die Wartung der Narkoseapparate und des hierzu benötigten Instrumentariums obliegt in unserer Klinik dem Operationssaalpersonal. Sehr bewährt hat sich das sogenannte Narkosetischchen (Abb. 64), auf dem für den Narkotiseur griffbereit das nötigste Instrumentarium untergebracht ist. In Mitte der Abb. 64 auf einem weiteren, abseits stehenden Tisch liegen speziellere Geräte nach Wunsch des Narkotiseurs auf.

Gegenstände auf dem kleinen „Narkosetischchen" (Abb. 64 rechts)

1. 1–2 Tropfflaschen, 2 Narkosemasken nach *Schimmelbusch* (länglich und oval). Eine Kindermaske ist nach Bedarf bereitzuhalten.
2. Abb. 64a zeigt uns von links nach rechts: Mundsperrer nach *Roser-König*, Mundsperrer nach *Heister*, Kornzange, Zungenzange spitz oder rund, Wangenhalter, *Mayo*-Tubus.
3. Auf dem unteren Einsatz des Narkosetischchens liegt eine Brechschale mit Zellstoff.

Auf dem großen Narkosetisch (Abb. 64 Bildmitte) liegen **Kreislaufunterstützungsmittel** mit Injektionsspritzen (z. B. Cardiazol, Sympatol, Coramin, Coffein, Lobelin u. a.), ferner Blutdruckmesser, Hörrohr, Gummikanülen zur Intubation mit Gleitmittel, Spritzmittel,

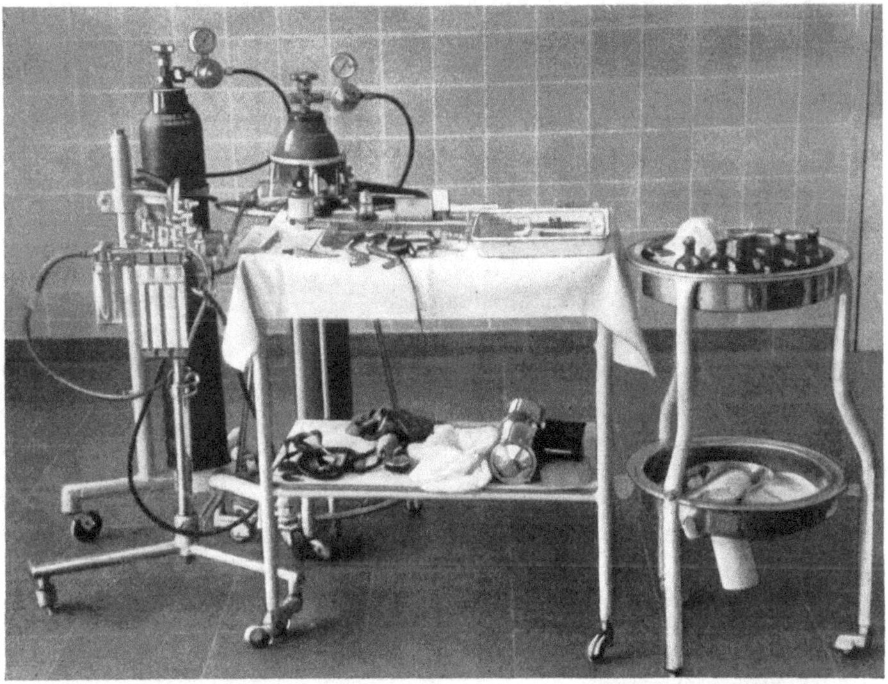

Abb. 64

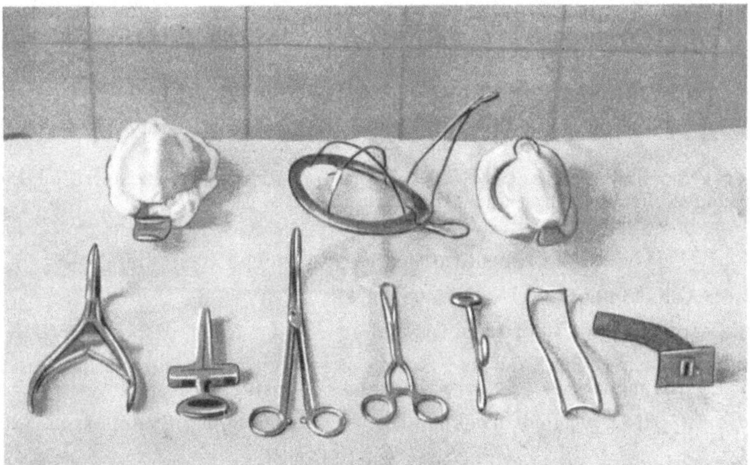

Abb. 64a

Narkosezusatzmittel, Bronchoskop und die weiteren vom Narkotiseur gewünschten Gegenstände.

Zur **Wiederbelebung** können gebraucht werden: Kohlensäure-, Sauerstoff-Überdruckapparate und der Pulmotor.

Für die Lagerung zur Intubation, die in unserer Klinik vom Arzt durchgeführt wird, zeigen wir die Abb. 65 und 65a. Wesentlich ist, daß bei der Intubation durch Nackenbeugung eine Streckung der Luftröhre erfolgt. Nach Einführen des Tubus erfolgt die Rücklagerung (Abb. 65a).

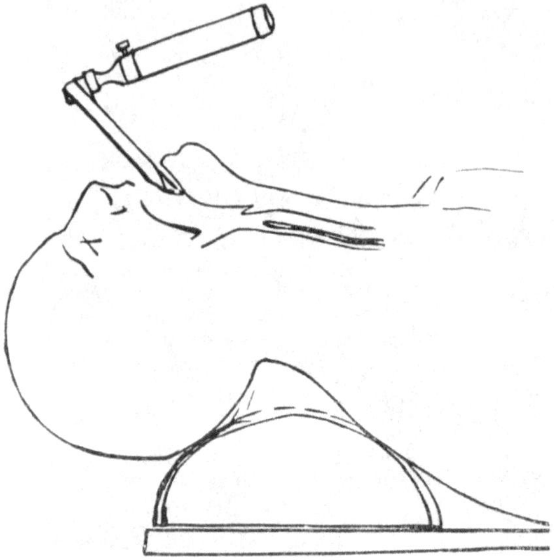

Abb. 65

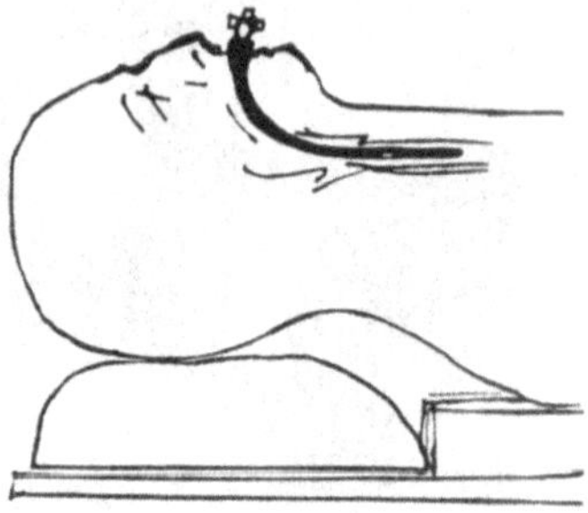

Abb. 65a

Die gebräuchlichsten Narkoseapparate (Abb. 66)

1. Der Narkoseapparat nach *Junker* ist ein Gebläseapparat mit einer Glasflasche.
2. Der Apparat nach *Braun* (Abb. 66 rechts) hat zwei Glasflaschen und ist mit einem Gebläse versehen.
3. Der Apparat nach *Ombrédanne* (Abb. 66 Bildmitte) besteht aus einer Metallhohlkugel mit Zeigereinstellung für Rückatmung und Frischluftzufuhr.

Sauerstoffdosierungsapparate (offene Systeme)

1. *Roth-Dräger* (Abb. 66 links);
2. Mischnarkoseapparate mit Überdruck (Abb. 67);
3. kombinierte Apparate mit Lachgas-, Sauerstoff- und Kohlensäureanschluß und Äthertropf (Abb. 68); Überdrucknarkose ist durch Zusatzmaske ausführbar;
4. Kombinationsapparat mit Überdruck, geschlossenes und offenes System vereinigt.

Bei dem Narkoseapparat der Drägerwerke der Abb. 69 sind sämtliche Möglichkeiten der Narkose gegeben: Ätherdunst mit Sauerstoff, Mischnarkose (Lachgas, Sauerstoff-Ätherdunst), Anschluß für Zyklopropan und Kohlensäure. Ein Absorptionsgefäß für Kohlensäure ist im Atemsystem eingeschaltet, eine Flüssigkeitsabsaugvorrichtung vorhanden. Das gesamte Atemsystem ist sterilisierbar (wichtig bei offenen Tuberkulosen).

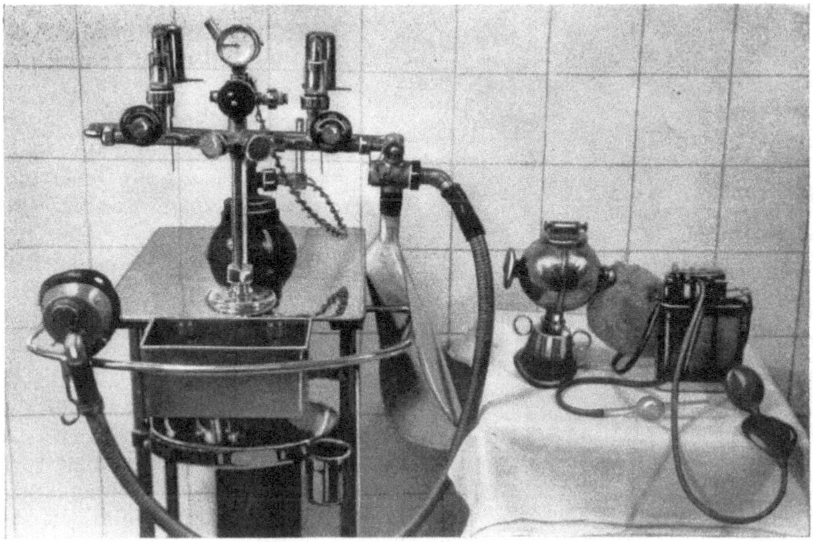

Abb. 66

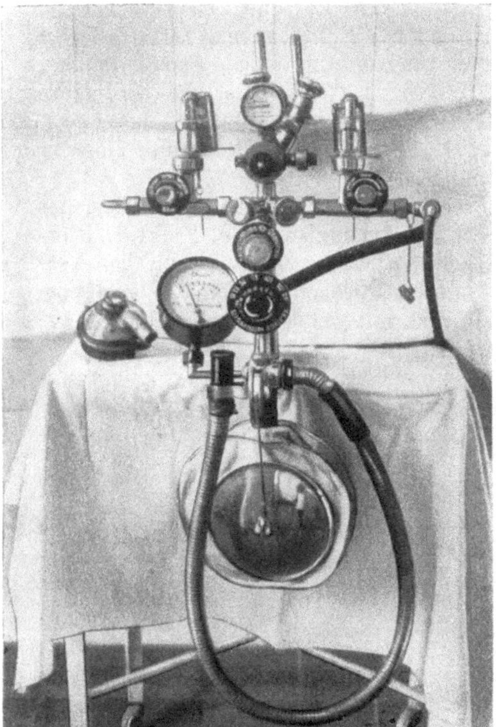

Abb. 67

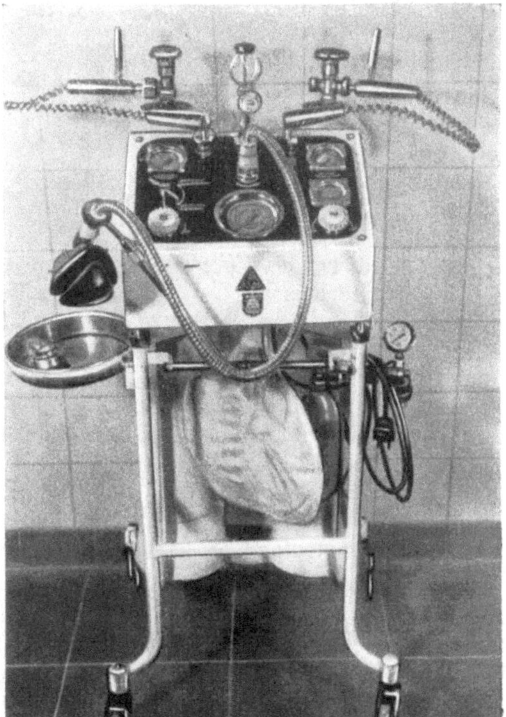

Abb. 68

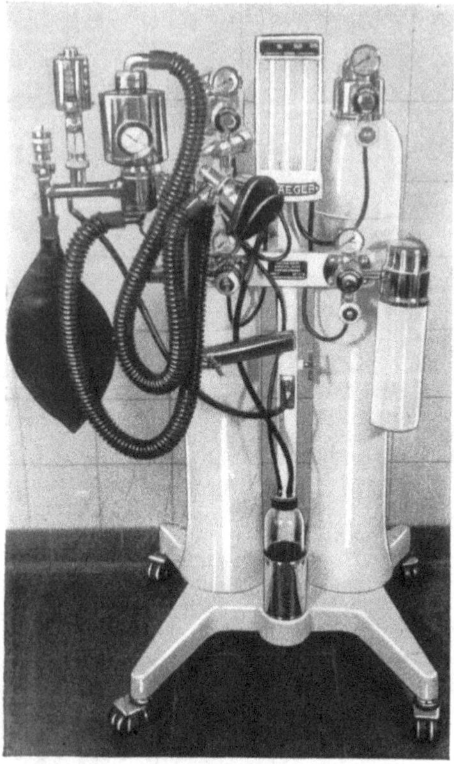

Abb. 69

Lagerung zur konservativen Knochenbruchbehandlung

Allgemeines

In der Einleitung wurde darauf hingewiesen, daß die Lagerung zur Operation von der Lagerung zum Verband zu unterscheiden ist. Da der kleine Heidelberger Tisch nicht allen Erfordernissen der Verbandlagerungen gerecht wird, wurden an unserer Klinik Zusatzgeräte konstruiert, von denen wir das Lagerungsbänkchen bereits kennengelernt haben. Eine Sonderstellung zur Verbandlagerung nehmen die Geräte zur Einrichtung der Knochenbrüche ein. Auch hierfür wurde in jahrelanger Arbeit die Universalvorrichtung entwickelt. Sie findet Anwendung bei der konservativen, also unblutigen Knochenbruchbehandlung. Bei der blutigen Einstellung von Knochenbrüchen trifft das unter Operationslagerungen Gesagte zu.

Um die drei Bedingungen zu erkennen, die an ein solches Einrichtungsgerät zu stellen sind, ist die Kenntnis einiger grundsätzlicher mechanischer Daten aus der Frakturenlehre Voraussetzung. Ohne den Rahmen dieser Darstellung über Gebühr auszuweiten, sei dies in einigen Sätzen gestattet.

„Eine Einrichtung“ des Knochenbruches verlangt die umgekehrte Nachahmung des Entstehungsmechanismus der Fraktur. Hierbei ist schonendes Vorgehen unbedingt zu verlangen. Kenntnis der anatomischen Verhältnisse, technisches Geschick und das Wissen um die statischen und biologischen Vorgänge befähigen den kundigen Arzt der Unfallchirurgie, mit wenigen Handgriffen bei geringster Kraftanstrengung „den Bruch einzustellen“.

Eine Verrenkung ist sofort, ein Knochenbruch dann einzurichten, wenn der Allgemeinzustand des verunglückten Menschen dies zuläßt. Durch ein „hilfreiches Eingreifen“ darf nicht das Leben des Menschen gefährdet werden. Somit ergibt sich folgende Reihenfolge als oberstes Gesetz:

1. Erhaltung des Lebens;
2. Erhaltung des Körperteiles, der durch den Knochenbruch Schaden gelitten hat;
3. Wiederherstellung der Funktion;
4. kosmetisches Ergebnis.

Hieraus ergibt sich, daß ein Verunglückter erst nach Erholung aus dem sogenannten „Schockzustand“ der strapaziösen Lagerung auf dem Extensionstisch unterzogen werden darf. In unserer Klinik ist das Wissen um diese Gefährdungslage eines Patienten dank der ständigen Anregung durch unseren Chef, Herrn Prof. *Rehn*, auch Allgemeingut des Pflegepersonals geworden.

Wenn auch im Schockzustand die Knochenbrucheinrichtung wegen der teilweisen Muskellähmung um die Bruchstelle sich leichter gestaltet (lokaler Muskelschock bzw. Muskelstupor im Bruchbereich), so muß doch zur Erhaltung des Lebens der ungünstigere Zeitpunkt für die Reposition – Erholung aus dem Schock – abgewartet werden. Theoretisches Wissen und praktisches Können des Arztes lassen sodann die Reposition einer Fraktur meist noch spielend gelingen. Sollte dies in einigen Ausnahmefällen nicht zutreffen, so ist die operative Bruchbehandlung bzw. für den Pfleger die schon aufgeführte Lagerung hierzu in Anwendung zu bringen.

Schwieriger gestaltet sich die Knochenbrucheinrichtung nach der Erholung aus dem Schockzustand deshalb, weil nach Schwinden des Muskelstupors eine Verkrampfung der den Bruch umgebenden Muskelgruppen auftritt (lokaler intermittierender Muskeltetanus). Ihre Folgen sind die Verkeilung und die Verschiebung der Bruchstücke, die ihrerseits starke Schmerzen auslösen. Diese Schmerzen müssen nach richtiger Stellung der Fragmente geschwunden sein.

Wenn wir also nach diesen Überlegungen nach den drei Forderungen eines Extensionsgerätes fragen, so sind sie folgende:

1. Zugwirkung (gegen Verkeilung und Verkürzung);
2. weitere Einrichtungsmöglichkeit in den zwei restlichen Ebenen;
3. starre Fixation des „eingestellten Bruches".

Nach der Reposition wird ein fixierender Verband angelegt (Gipsverband oder Extensionsverband) und somit die dritte Bedingung des Apparates vom Verband übernommen.

1931 wurde von Dr. *Kraske* im Zbl. Chir. Nr. 42 auf die Vorzüge des Extensionsgerätes zur konservativen Knochenbrucheinstellung eingegangen. In der Zwischenzeit haben wir das Gerät in seiner Anwendungsweise durch Umbau und teilweise Neukonstruktion wesentlich bereichern können. In dem vorliegenden Modell des Universalgerätes nach *Klumpp* dürfte wohl die endgültige Form eines Gerätes zur Knochenbrucheinstellung vorliegen, das allen Forderungen gerecht wird.

Das Universalextensionsgerät[1]

Das Gerät besteht aus dem Rahmen (1), der in das Lagerungsbänkchen für Verbände eingeschoben wird. Mit Stellschrauben auf dem Boden ist eine Fixierung und ein Höhenausgleich gegeben. Senkrecht auf diesen Rahmen kann der verstrebte Doppelrahmen (2) aufgesetzt werden. Er trägt auf einer Drehscheibe die eigentliche Extensionsvorrichtung. (Zweite Bedingung, Bewegung in der zweiten und dritten Dimension.) Die erste Bedingung (Zugwirkung) übernehmen die Spindeln mit Kugelgelenk (4), Raster- und Schiebergelenk (6, 5). In die

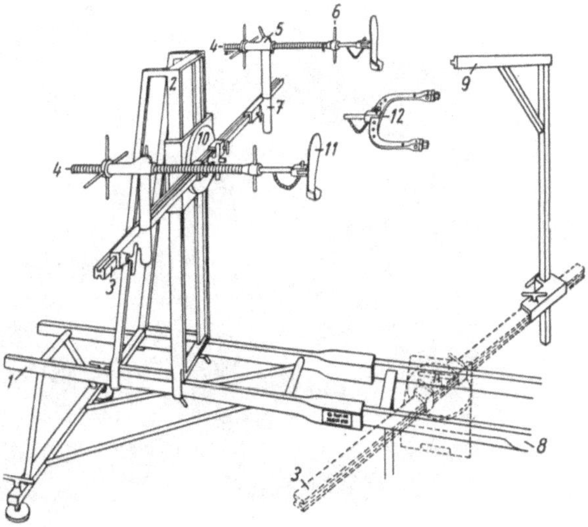

Abb. 70

[1] Herstellerfirma: F. L. Fischer, Freiburg i. Br., Am Martinstor.

Spindeln können je nach Bedarf Fußplatten, Kirschnerbügel u. ä. eingesetzt werden (11, 12). Diese Spindeln gleiten auf einer Laufschiene (3) mit Hilfe eines Drehgelenkes (7). Das Verbandsbänkchen trägt die Nr. 8.

Die bisher beschriebenen Teile des Apparates dienen zur Einstellung von Knochenbrüchen der unteren Extremität. Zur Einrichtung solcher der oberen Extremität werden die in der Zeichnung gestrichelten Zubehörteile dieser Vorrichtung entnommen, auf das

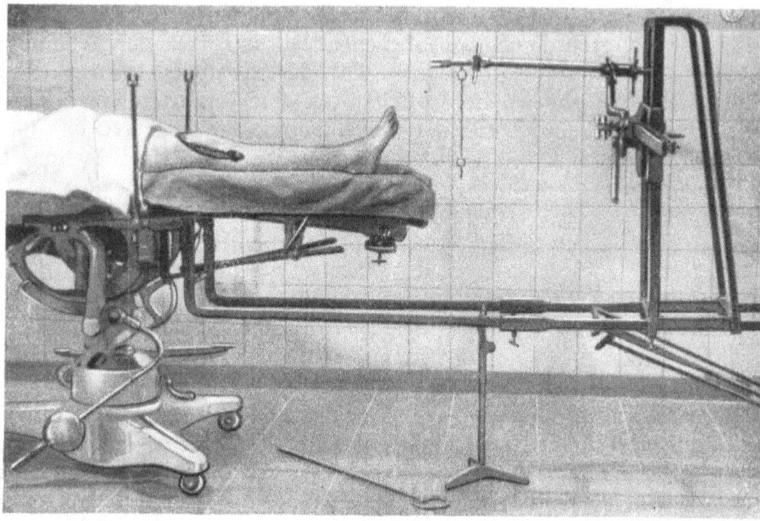

Abb. 71

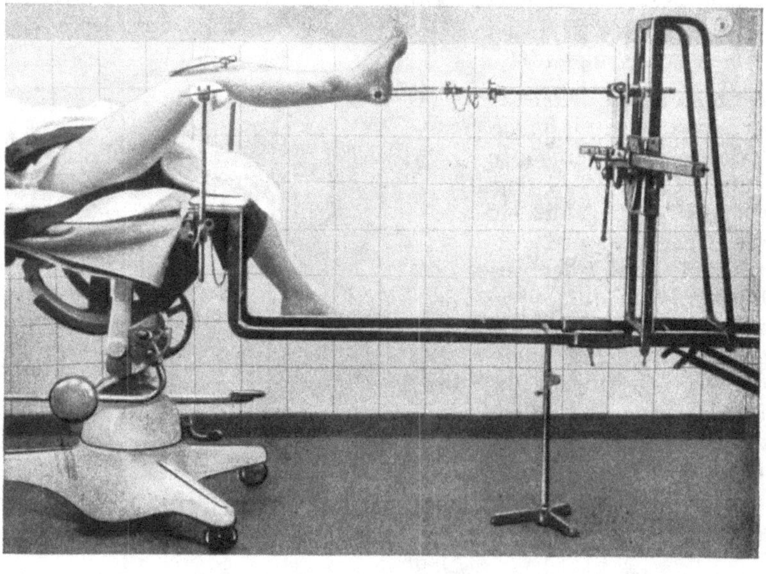

Abb. 71a

Verbandsbänkchen umgesetzt und auf die Laufschiene noch eine senkrechte Stange (9) angebracht, die zum Träger einer Spindel für die Oberarmextension wird. Wir verwenden nicht, wie auf Abb. 70 gezeigt, einen Galgen, sondern, wie auf Abb. 74a ersichtlich, nur den Kantstab.

Um den Apparat in praxi zu zeigen, sollen einige Bilder den Zweck der Vorrichtung veranschaulichen.

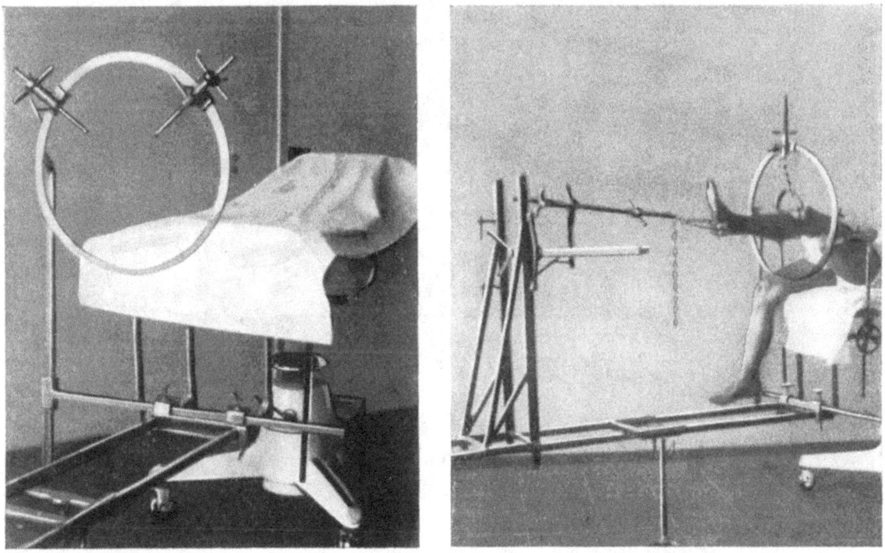

Abb. 71b

Beim offenen **Unterschenkelbruch** führen wir eine Wundversorgung auf dem Operationstisch durch. Ebenso werden hierauf beim Extensionsgipsverband und beim Doppeldrahtverband nach *Böhler* (Transfixationsgips) die *Kirschner*-Drähte und Spannbügel angelegt. An der bei dem Verbandsbänkchen bereits beschriebenen Querstange bringen wir zwei senkrecht stehende Aufliegestangen für den Querstab an (Abb. 71a). Nach Abhängen der Beinplatten dient diese Querstange zugleich als Unterlage und als Gegenzug. Zur Verstärkung des Gegenzuges und um bei starker Extension ein Abheben des Körpers von der Tischfläche zu verhindern, legen wir einen zweiten Gegenzugriemen um das verunfallte Bein und um das Gestänge des Tisches zusätzlich an. Unter Röntgenkontrolle kann beliebig am Fersenbeindraht eine Zugwirkung (erste Bedingung, Extension) ausgeübt werden. Die Fixierung in der zweiten und dritten Dimension wird durch die Kreisextension (Abb. 71b) erreicht.

Das schwierige Repositionsmanöver des **Fersenbeinbruches** kann auf dreierlei Arten ausgeführt werden:

1. Aufrichtung nach *Westhues* mit dem Fersenbeinnagel;
2. Dauerextension;
3. Reposition im Extensionsgerät mit Fixierung im Doppeldrahtgipsverband (Transfixationsgips nach *Böhler*).

Zur Einrichtung des **Oberschenkelbruches** greift die Extension, je nach Einstellung des Operateurs, am Schienbeinknorren oder am Oberschenkelknorren an. Der Unterschenkel des beschädigten Beines wird durch einen Bindenzügel gehalten. Um eine waagrechte und symmetrische Lagerung zu erzielen, befestigen wir das gesunde Bein wie zur Schenkelhalsnagelung bzw. zum Beckengipsverband (Abb. 72a und 73).

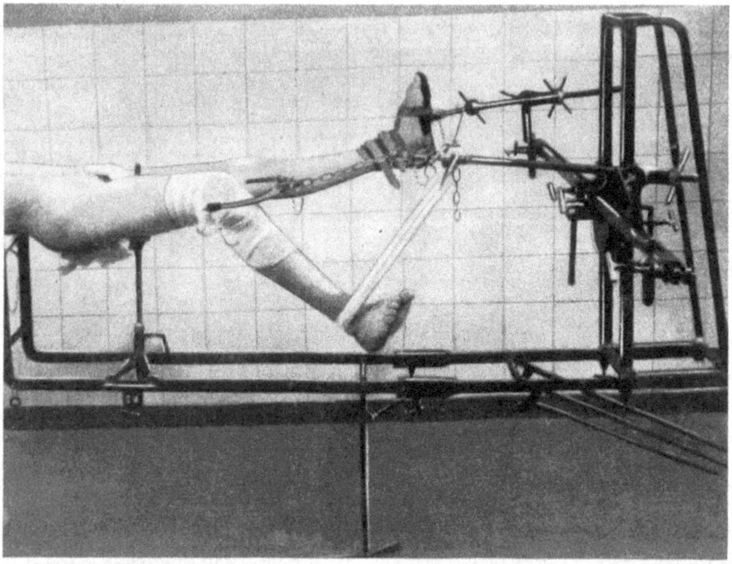

Abb. 72

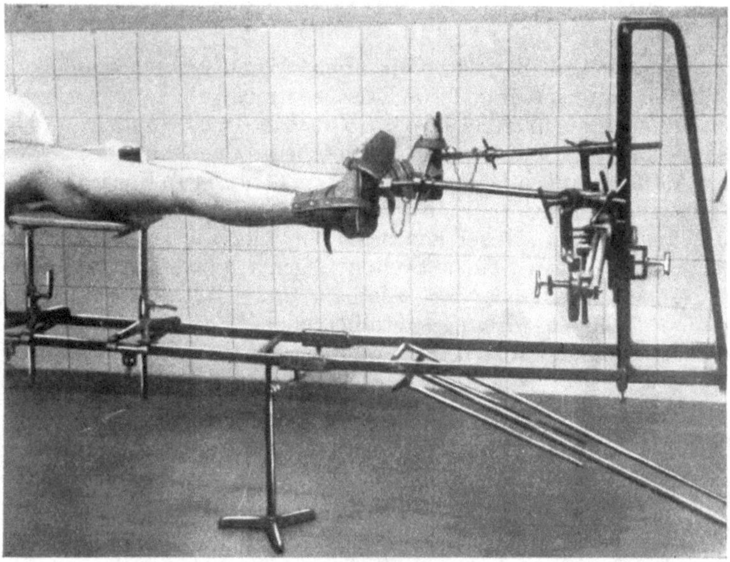

Abb. 72a

Die Abb. 72 a zeigt die Stellung zur **Schenkelhalsnagelung.** Bei dieser Abbildung wollen wir das Augenmerk auf das bequeme Beckenbänkchen lenken, das für den Patienten eine gute Unterlage bildet und zur halben und ganzen Beckenübersichtsaufnahme in einer Führungsleiste die Röntgenkassette aufnehmen kann.

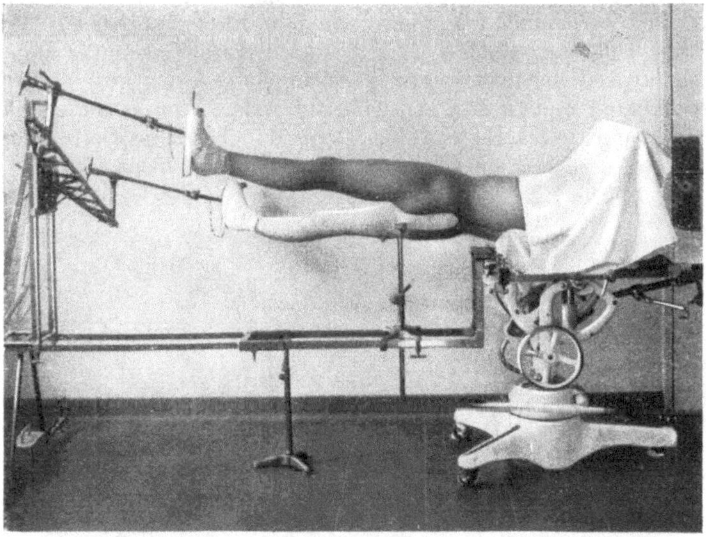

Abb. 73

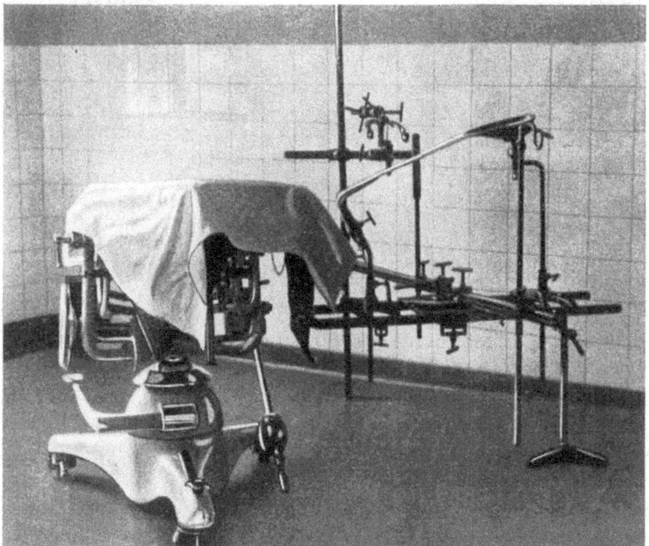

Abb. 74

Lagerung zum **Beckengipsverband.** Zwei sonst notwendige Assistenten zum Halten der Beine werden durch das Extensionsgerät ersetzt (Abb. 71 b und 73 zeigen das alte Modell unseres Gerätes).

Zur Einstellung von **Oberarmbrüchen** führen wir die Abb. 74 (Montage) und 74 a bei praktischer Anwendung vor. Statt der Lagerungstechnik der Abb. 60 a (Rückenstütze) kann auch der Spanngurt gebraucht werden. Er ist leicht nach Eingipsen des Thorax gesäßwärts unter dem Verband ausziehbar. Als Gegenhalt zur Extension dient ein flacher Stab in der Achselhöhle der erkrankten Seite. Gegenüber anderen Modellen bietet diese Oberarmextensionsvorrichtung die Möglichkeit, den Arm in allen drei Dimensionen zu extendieren und zu fixieren, während andere Apparate die Fixierung nur in der Senkrechten zur Körperachse erlauben. Außerdem ist dieses Gestell unseres Wissens das einzige, das die Anlegung eines Verbandes oder einer Schiene erlaubt.

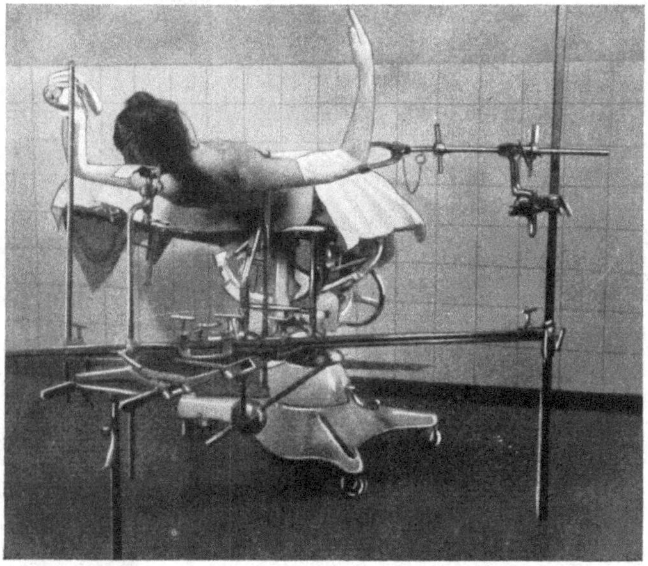

Abb. 74a

Einrichtung von **Unterarmbrüchen**

Der auf Abb. 75 vertikal gestellte und zum Operationstisch senkrecht verlaufende Gurt bietet an einer einfachen Spannvorrichtung dem Oberarm gegen Zug eine Unterlage. Dieser „Gegenzugständer nach *Klumpp*" ersetzt einen Assistenten. Die Anwendungsweise wird aus der Abb. 75 a ersichtlich; der Gurt kann nach Eingipsen des Armes nach unten leicht aus dem Gipsverband herausgezogen werden.

Der Vollständigkeit halber sei eine Apparatur nach Dr. *Ruf*, die in unserer Klinik zur Entwicklung kam, angeführt (Abb. 76). Ursprünglich war sie zur Behandlung von Knochenbrüchen des Oberschenkels, des Unterschenkels und des Unterarmes gedacht. Sie bietet die Möglichkeit der dosierten Extension und der Druckosteosynthese. Die Kraftentfaltung kann an einem Federdosimeter abgelesen werden. Als weiterer Vorteil wird vom Konstrukteur der Wegfall des Gipsverbandes beschrieben. Vortreffliches leistet der

Apparat zur Fixation von Gelenken, z. B. Arthroplastik mit Fettlappen am Kniegelenk usw. Näheres ist dem Zbl. Chir. H. 4, Jg. 73 (1948), und dem Chirurg H. 6, Jg. 21, S. 334 (1950), zu entnehmen.

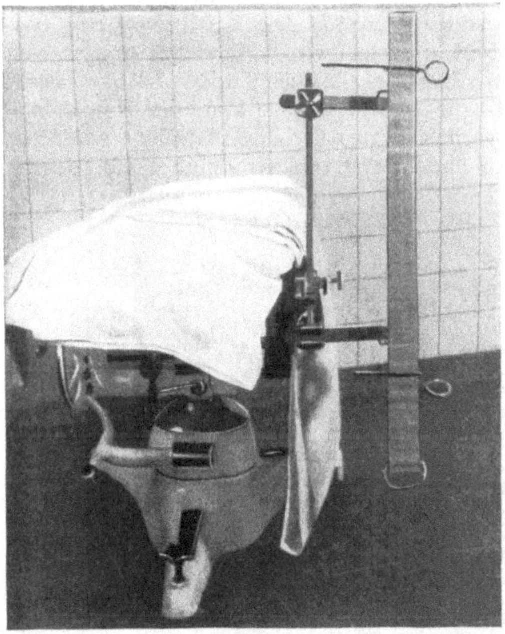

Abb. 75

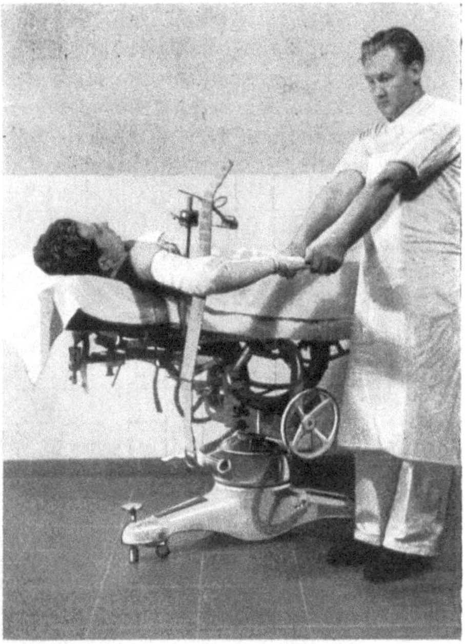

Abb. 75a

Lagerung zur Wirbelbruchbehandlung

Eine Aufrichtung von Kompressionsfrakturen führen wir vom 10. bis 12. Brustwirbelkörper und vom 1. bis 5. Lendenwirbelkörper durch. Nach entsprechender Anästhesie gelingt dies leicht im ventralen Durchhang zwischen zwei quergestellten Tischen.

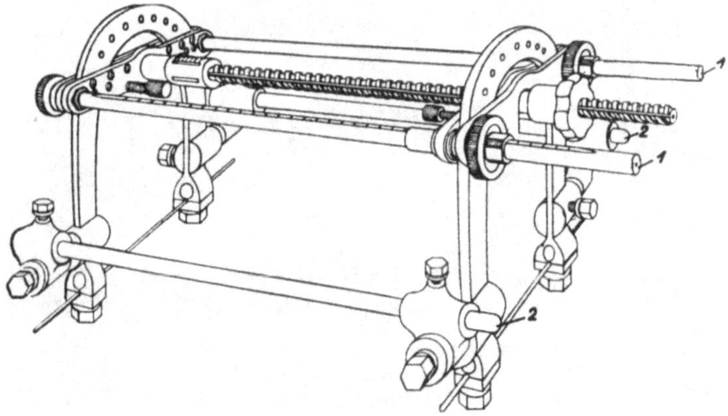

Abb. 76

Dieses Bild zeigt den ventralen Durchhang zwischen zwei Heidelberger Operationstischen. Es ist genügend Raum vorhanden, um das *Böhler*sche Gipskorsett anzulegen.

Der dorsale Durchhang, der nur durch Flaschenzug gelingt, wird bei uns nicht angewendet, da die Fixierung eines aufgerichteten Wirbels der Brustwirbelsäule bis zum 10. Brustwirbelkörper äußerst fragwürdig ist. Eine funktionelle Behandlung dieser Brüche scheint, trotz geteilter Meinungen, hierbei besseres zu leisten. Die Aufrichtung bzw. Reposition von Halswirbelverrenkungen und -brüchen pflegen wir, des großen Risikos wegen, dosiert in Dauerextension mit Hilfe der *Glisson*-Schlinge über längere Zeit hinweg auszuführen. Sollte eine sofortige Aufrichtung dringlich erscheinen, so kann der Extensionstisch Verwendung finden. An der Spindel wird sodann die *Glisson*-Schlinge statt des *Kirschner*-Bügels angebracht; den Widerhalt findet der Kranke in den Schulterhaltern.

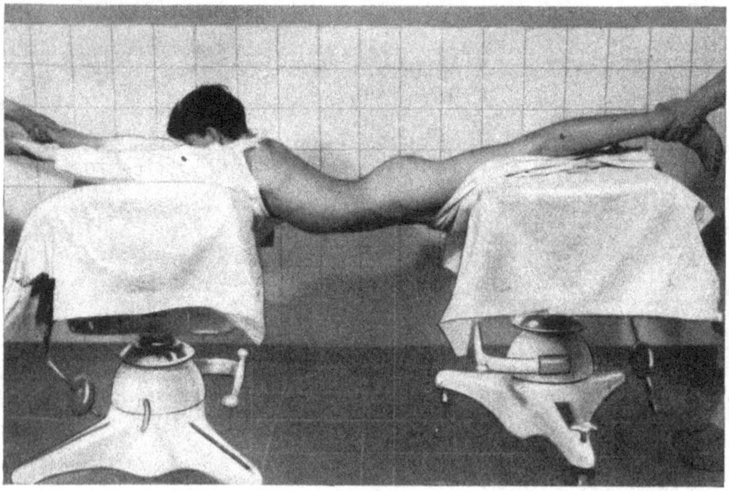

Abb. 77

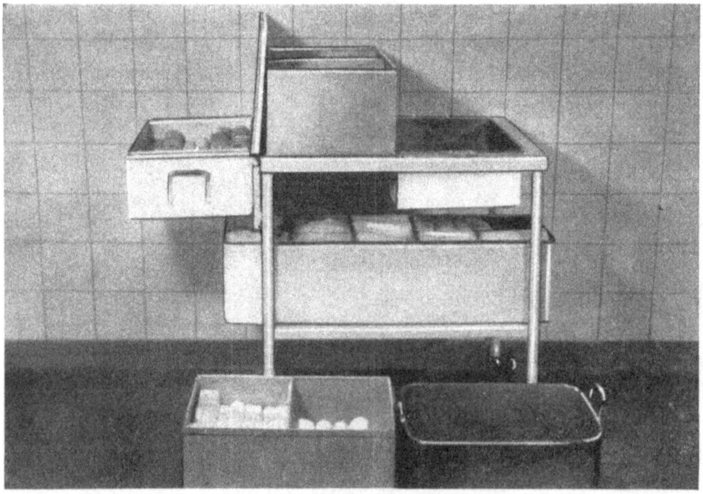

Abb. 78

Der Gipstisch

Es hat sich als zweckmäßig erwiesen, sich einen Gipstisch nach Eigenheit des Arztes zusammenzustellen, auf den sich der Pfleger die gewünschten und notwendigen Gebrauchsgegenstände wie Gipsbinden, Polstermaterial, Gipsscheren, Schusterspäne, Gummihandschuhe u. a. in übersichtlicher Weise zurechtlegt. Abb. 78 zeigt das von uns verwandte Modell.

Der große Heidelberger Operationstisch

Von der Firma *Maquet*, Rastatt, wurde als Weiterentwicklung ihres kleinen Heidelberger Tisches der große Heidelberger Operationstisch mit Zusatzgerät für die Knochenbruch- und Verbandlagerung hervorgebracht. Da er sich in größeren Kliniken bereits eingebürgert hat, wollen wir einige Bilder, die uns freundlicherweise von der Firma zur Verfügung gestellt wurden, zeigen. Während beim kleinen Heidelberger Tisch in der Lagerungsfläche nur die Hochlagerungsbrücke hochzudrehen war, ist beim großen Heidelberger Tisch die gesamte Lagerungsfläche durch einen eigenen Mechanismus in vielen Ebenen und in sich geteilt und gesondert beweglich zu gestalten.

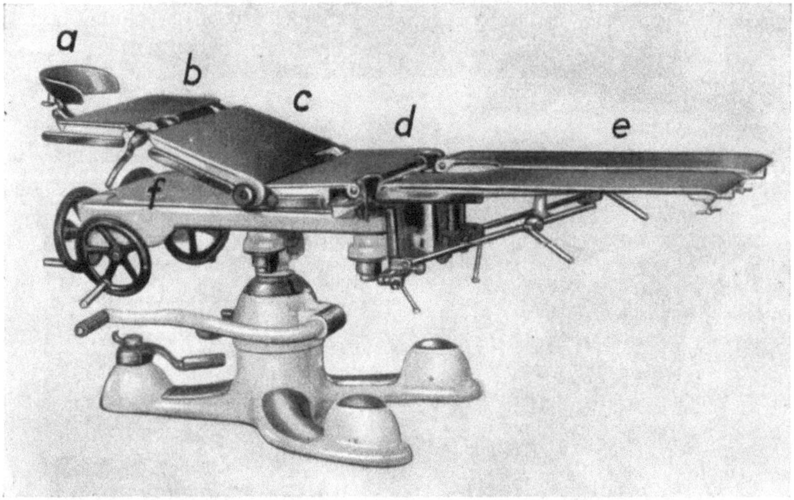

Abb. 79

Abb. 79 zeigt den Tisch in Normalstellung. Bezeichnung einzelner Tischteile:

a) Kopfhalter;

b) obere Rückenlehne;

c) untere Rückenlehne;

d) Sitzplatte;

e) Beinplatten;

f) Getriebsgehäuse.

Aufsicht auf das Getriebsgehäuse. Die Zweckmäßigkeit der Konstruktion liegt in der zentralen Bedienungsmöglichkeit vom Kopfende aus ohne Behinderung des Operateurs oder der Assistenten. Die einzelnen Handräder bewirken Kippstellung nach allen Seiten, Senkung des Tisches kopf- und fußwärts. Die Räder der Stirnseite heben die Lagerungsfläche an (siehe Abb. 81 und 82).

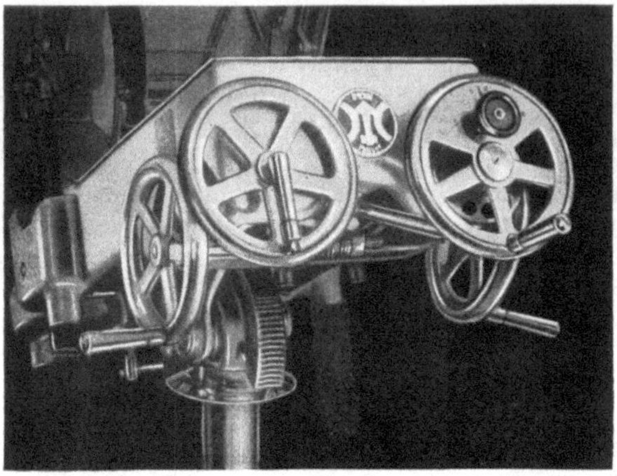

Abb. 80

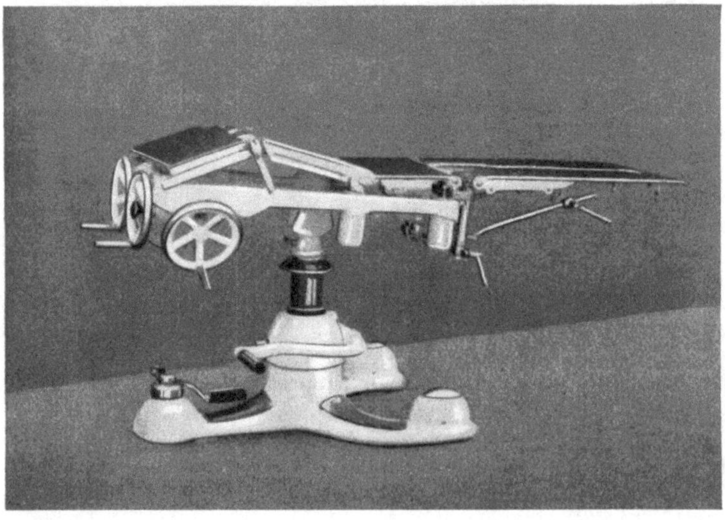

Abb. 81

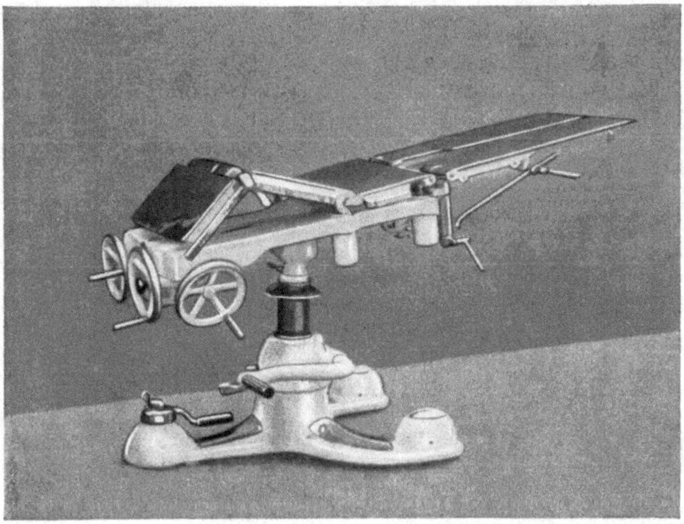

Abb. 82

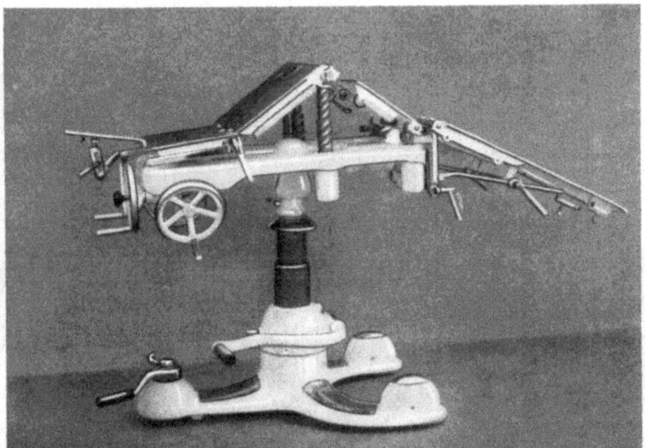

Abb. 83

Abb. 81—83. Tischstellung zur Nierenlagerung

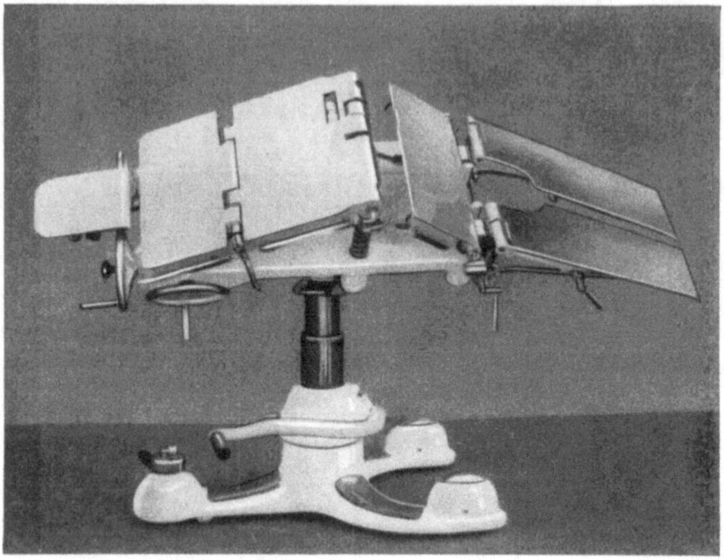

Abb. 84
Ähnliche Lagerung wie Abb. 83 bei seitlicher Tischkippung

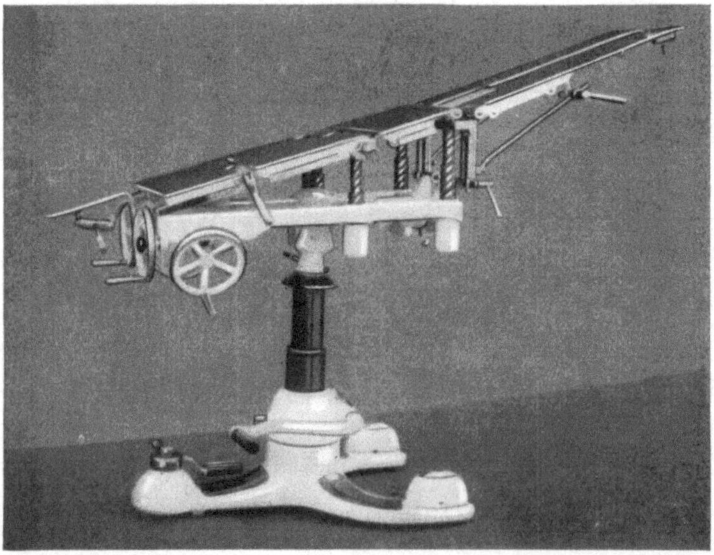

Abb. 85 zeigt die Hebung der Lagerungsfläche fußwärts bei horizontaler Rahmenlage

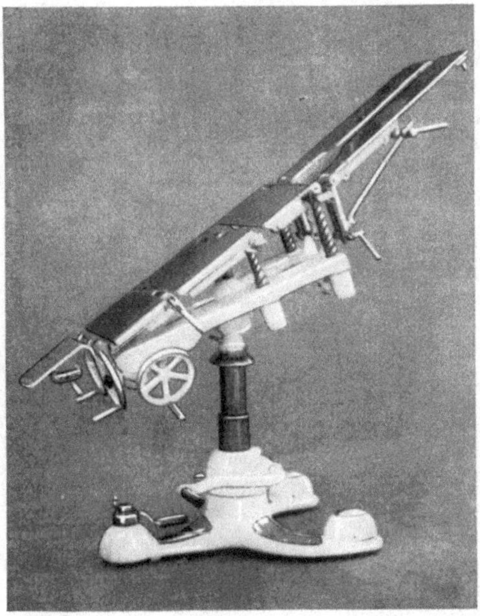

Abb. 86 zeigt bei gleicher Lageänderung einen erhöhten Effekt bei Kippung des Rahmens kopfwärts

Die Abb. 87, 88, 89 und 90 zeigen weitere Möglichkeiten der großen Auswahl in der Verstellbarkeit des Tisches

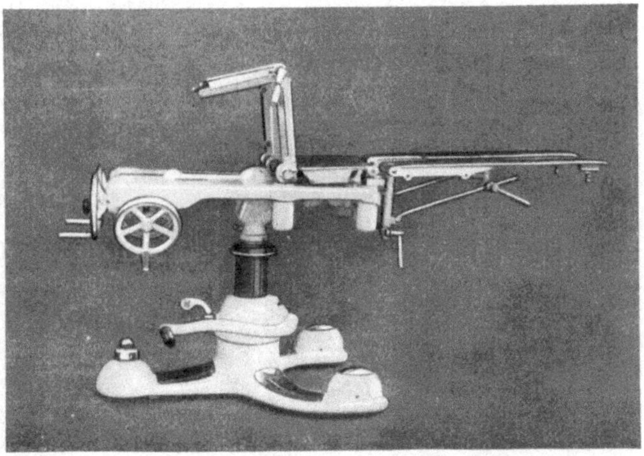

Abb. 87

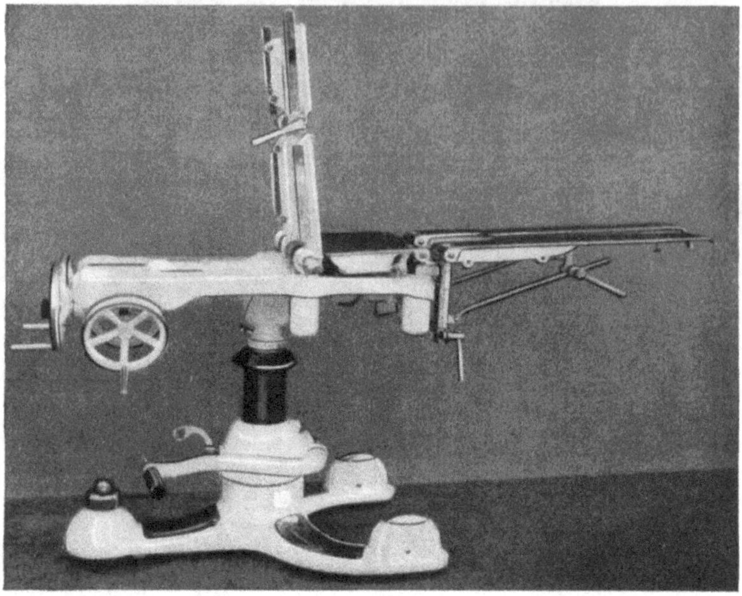

Abb. 88

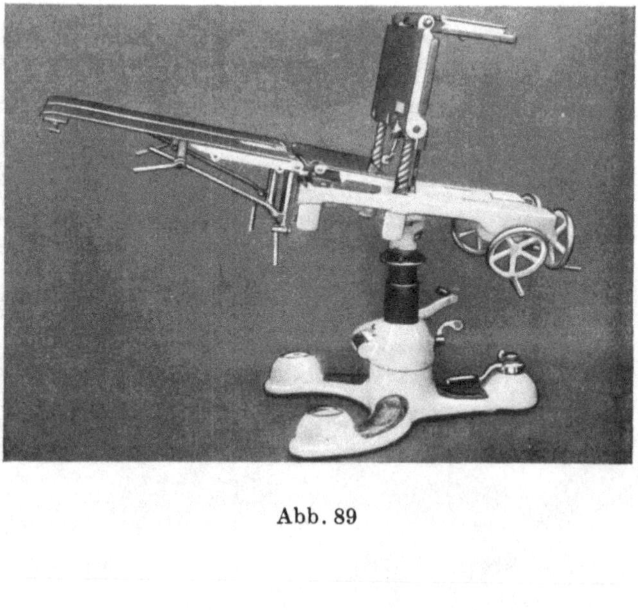

Abb. 89

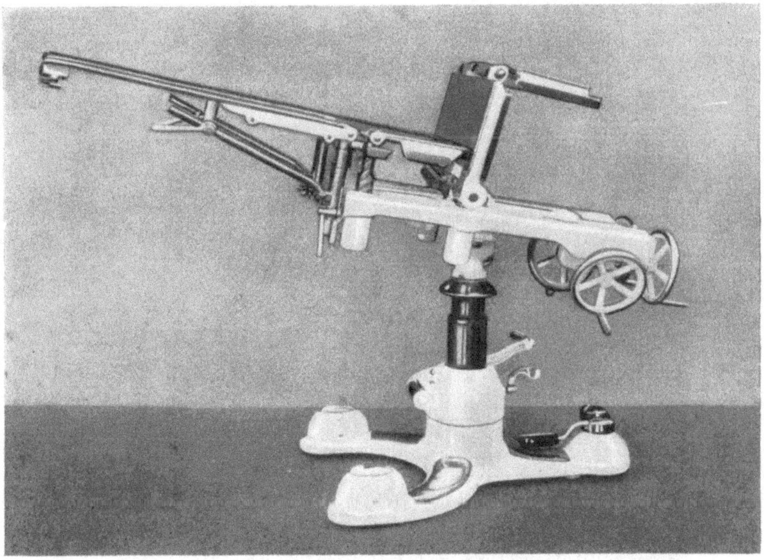

Abb. 90

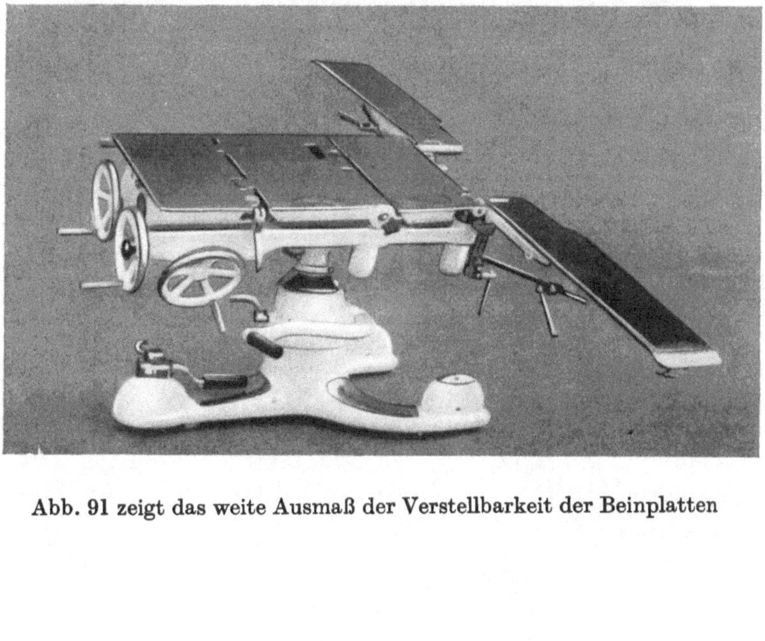

Abb. 91 zeigt das weite Ausmaß der Verstellbarkeit der Beinplatten

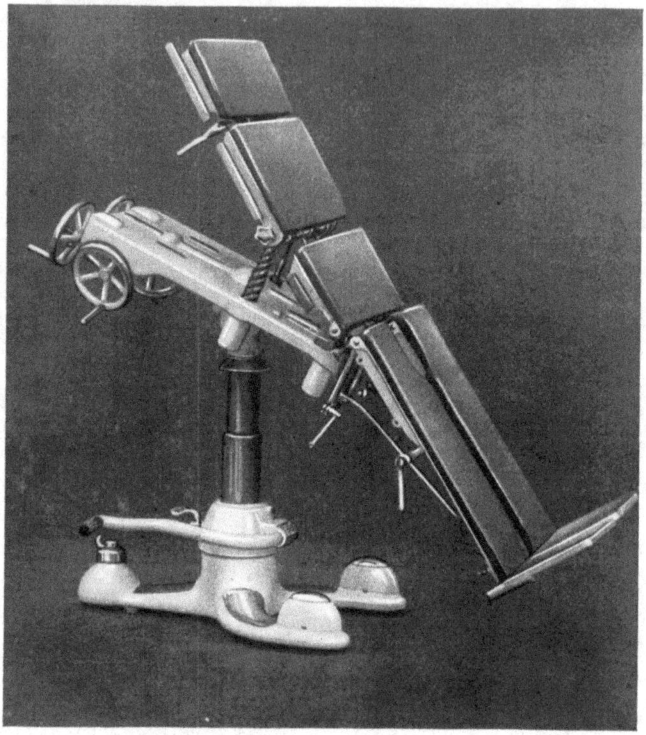

Abb. 92

Entsprechend der Abb. 86 kann auch fußwärts eine Tischhochstellung bei Rahmenkippung erfolgen. Fußgegenstützen sind angebracht

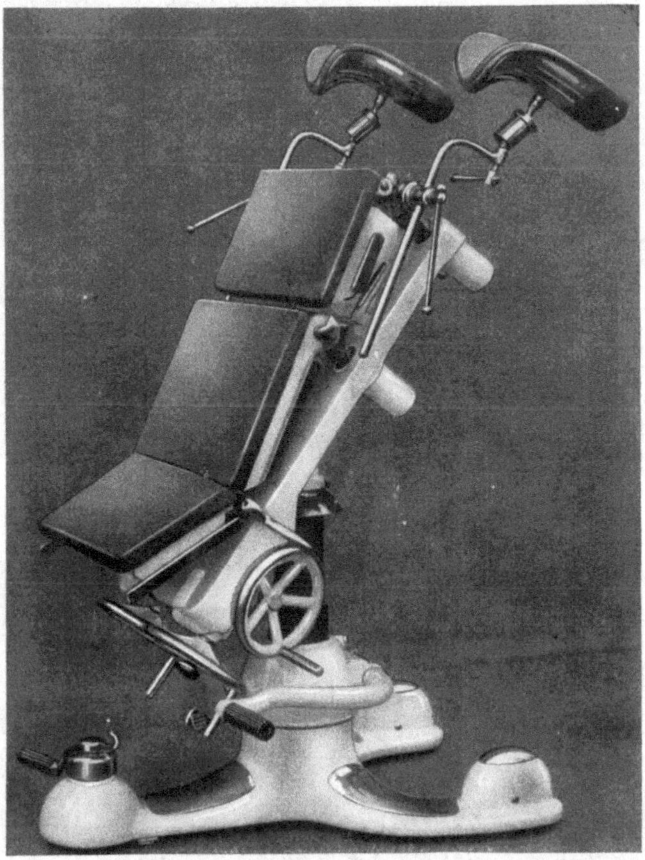

Abb. 93

Die Abb. 93 und 94 liefern einen weiteren Beitrag in der Beweglichkeit des Tisches

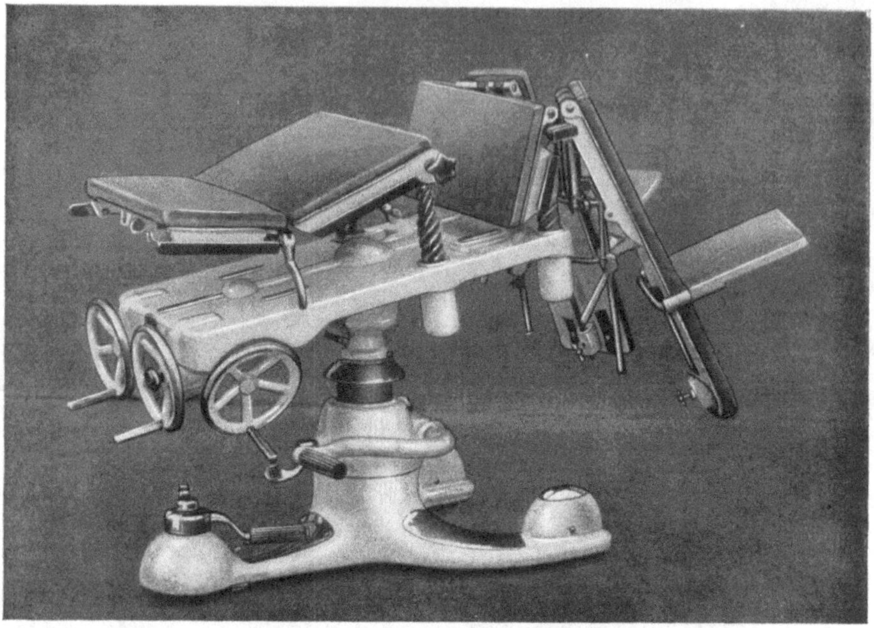

Abb. 94

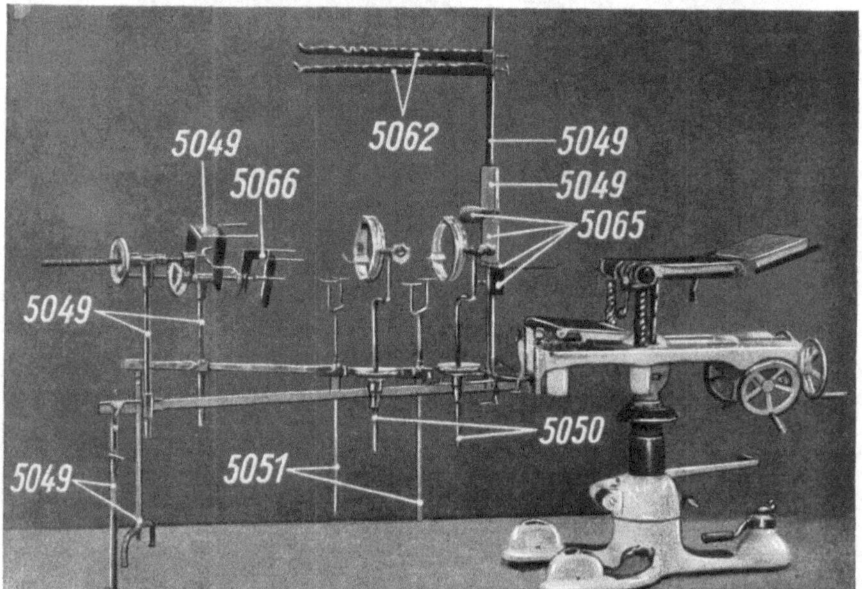

Abb. 95

Diese Abbildung zeigt eine Vorrichtung zur Knochenbruchbehandlung nur für die untere Extremität. Zur Behandlung von Brüchen des Oberarmes ist keine Einrichtung angegeben

Sachverzeichnis

FSC
www.fsc.org
MIX
Papier | Fördert
gute Waldnutzung
FSC® C083411

Zeitfracht Medien GmbH
Ferdinand-Jühlke-Straße 7
99095 Erfurt, Deutschland
produktsicherheit@kolibri360.de